U0165114

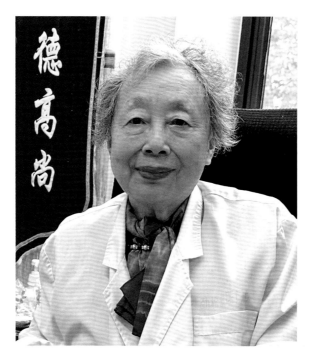

顾乃芳近照

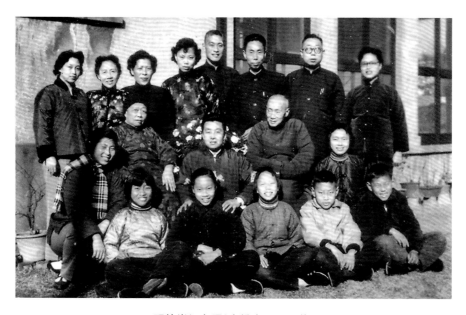

顾筱岩阖家照(中排右一顾乃芳)

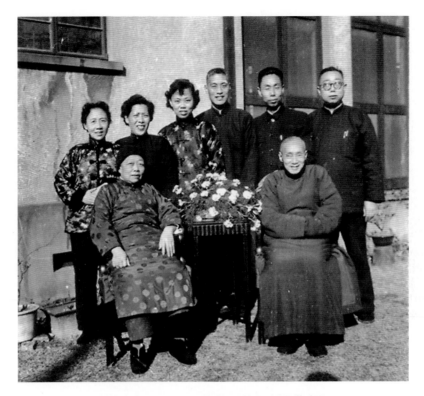

顾筱岩夫妇和子女顾伯棠、顾伯华、顾凤莲夫妇

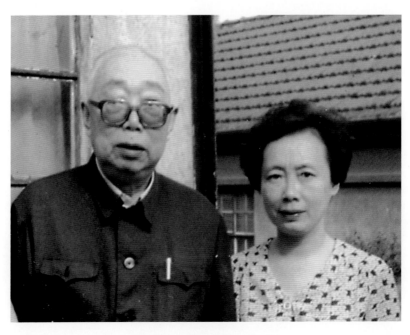

顾乃芳和父亲顾伯华(1980年)

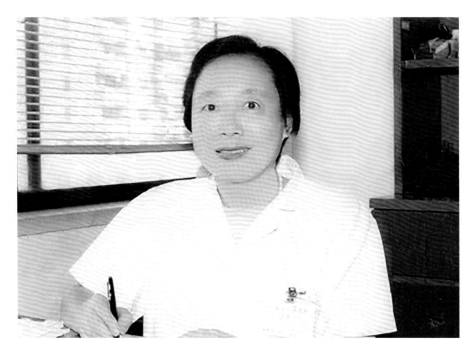

顾乃芳在安徽中医学院附属医院(1980年)

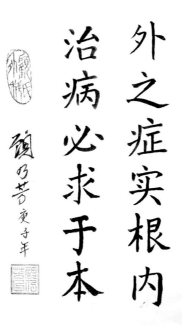

外之症实根内
治病必求于本

顾乃芳 庚子年

顾乃芳题字

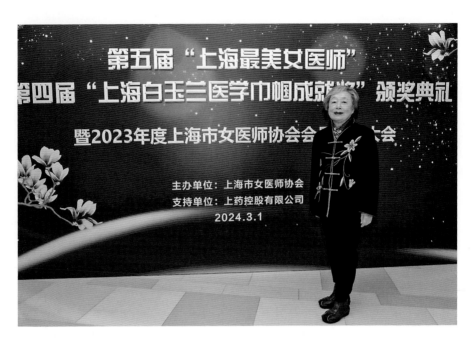

顾乃芳荣获"上海白玉兰医学巾帼成就奖"

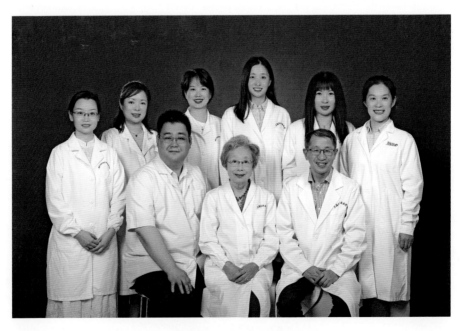

顾乃芳工作室成员合影

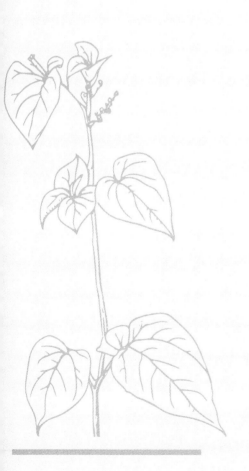

有德乃芳

名中医 顾乃芳 学术传承集

七秩弦歌 杏林芳华
上海市中医医院名医学术传薪系列

总主编 执行总主编 主编
陆嘉惠 李勇 唐烨
钟力炜 连侃

上海科学技术出版社

图书在版编目（CIP）数据

名中医顾乃芳学术传承集 / 唐烨，连侃主编. -- 上
海：上海科学技术出版社，2024.6
（七秩弦歌 杏林芳华：上海市中医医院名医学术
传薪系列）
ISBN 978-7-5478-6516-3

Ⅰ. ①名… Ⅱ. ①唐… ②连… Ⅲ. ①皮肤病－中医
临床－经验－中国－现代 Ⅳ. ①R275

中国国家版本馆CIP数据核字(2024)第030269号

名中医顾乃芳学术传承集
主编　唐烨　连侃

上海世纪出版(集团)有限公司
上海科学技术出版社　出版、发行
(上海市闵行区号景路 159 弄 A 座 9F－10F)
邮政编码 201101　　www.sstp.cn
上海雅昌艺术印刷有限公司印刷
开本 787×1092　1/16　印张 11.75　插页 2
字数 180 千字
2024 年 6 月第 1 版　2024 年 6 月第 1 次印刷
ISBN 978－7－5478－6516－3/R·2951
定价：88.00 元

内容提要

　　本书是"上海市中医医院名医学术传薪系列"丛书之一。本书介绍了上海市名中医、国家级非物质文化遗产代表性项目"顾氏外科疗法"传承人、顾氏外科第四代嫡传顾乃芳的生平经历,以及顾乃芳弘扬顾氏中医皮肤科的名医之路;阐述了以营卫气血八纲辨证为主导的顾氏皮肤科内外并治思想体系;整理了顾乃芳治疗各类皮肤疾病的临床医案;总结了顾乃芳临证用药和药对、膏方特色,以及优势病种诊治经验等。本书本着求验求精、临床实用原则,旨在与读者分享顾氏治疗皮肤病的经验精华,为解决临床问题提供参考。

　　本书可供中医或中西医结合临床医师、中医院校师生以及广大中医爱好者参考阅读。

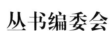

丛书编委会

学术顾问

施 杞　严世芸　唐汉钧

顾 问

王翘楚　沈丕安　王霞芳　朱松毅　虞坚尔　胡国华

王義明　顾乃芳　余莉芳　李 雁　苏 晓

总主编

陆嘉惠　钟力炜

执行总主编

李 勇

编 委（以姓氏笔画为序）

叶 茂　孙永宁　苏 晓　李 勇　李 萍　李毅平

吴建春　张树瑛　张雯静　陆嘉惠　陈 栋　陈 静

陈薇薇　宓轶群　封玉琳　赵凡尘　钟力炜　姚 蓁

徐军学　唐 烨　薛 征

编写秘书

钱卉馨

本书编委会

主　审

顾乃芳

主　编

唐　烨　连　侃

副主编

刘闰红

编　委（以姓氏笔画为序）

王冬梅　卞　青　吴怡峰　周　蕾　傅燕华　蔡　希
潘陈彬

总 序

杏林芳华,七秩峥嵘;守正创新,再谱华章

杏林芳华,跨越七十载风霜;守正创新,开启新世纪辉煌。上海市中医医院自1954年建院以来,始终秉承传承创新的精神砥砺前行。党的二十大报告明确指出,"促进中医药传承创新发展"。作为一家中医特色鲜明、人文底蕴深厚、名医大家辈出的三级甲等中医综合医院,上海市中医医院集医、教、研于一体,矢志不渝,不断进取,设有上海市名老中医诊疗所,以及上海市中医、中西医结合专家诊疗所等服务平台,聚集了大批沪上及长三角地区高水平的中医药名家,同时致力于海派中医流派传承与研究。全院目前拥有5名全国老中医药专家学术经验继承工作指导老师,4个全国名老中医药专家传承工作室,11名上海市名中医,11个上海市名老中医学术经验研究工作室,1个上海市中药专家传承工作室,4个海派中医流派传承研究总(分)基地,5个上海中医药大学名中医工作室。近年来,医院更是加大人才培养力度,不断涌现如国家中医药管理局青年岐黄学者、上海市领军人才、浦江人才、上海市优秀学科带头人等高层次人才。

中医药源远流长,作为植根于中华文明、汇聚先贤智慧的医学宝库,在历史长河中生生不息、薪火相传。医院立足上海市,辐射长三角,肩负"承前启后,继往开来"的中医药事业发展重任。值此建院七十周

年之际,我们特别呈现"上海市中医医院名医学术传薪"系列丛书,汇集我院历年来获"上海市名中医"殊荣的 11 位中医名家的生平事迹、学术成就与医学贡献,深入剖析这些名中医的成长经历和职业轨迹,展示他们的医德医风和人文情怀,他们在临床实践中勤勉求精,在学术研究中开拓创新,在教育传承中桃李天下。习近平总书记指出,中医药学是"祖先留给我们的宝贵财富",是"中华民族的瑰宝",是"打开中华文明宝库的钥匙","凝聚着深邃的哲学智慧和中华民族几千年的健康养生理念及其实践经验";中医药的发展要"遵循中医药发展规律,传承精华,守正创新"。本丛书的编纂出版,正是我们贯彻总书记对中医药重要论述的一次生动实践。

本丛书通过从医掠影、学术探析、方药心得、验案撷英、匠心传承等多个维度,展现名中医们在各自专业领域的精湛医术、从医心得、卓越成就及对中医药传承发展的积极贡献;展现他们坚守传承,继承"青松传承"之志;自强不息,恪守"厚德、博学、传承、创新"的初心。他们的人生阅历、学术成就及文化自信不仅展现了个人的精彩,更折射出中医学这门古老学科的蓬勃生命力和新时代价值。

本丛书不仅是我院历届上海市名中医的成果集锦,也是医院精神财富的重要组成,更是新时代中医文化的时代印记。把中医药这一祖先留给我们的宝贵财富继承好、发展好、利用好,增强民族自信、文化自信、历史自信,相信本丛书的出版将为新一代中医人提供学习的范式、文化的支撑和前进的方向。

承前启后,绘就新篇。我们诚挚地将本丛书献给所有热爱和支持中医药发展事业的朋友们。以匠心传承,向文化致敬,既是对中医药博大精深的文化敬仰,也是对其创新发展前景的坚定信念。希望它的智慧之光能照亮求知之路,激发大家对传统医学的深切热爱,让更多人了解中医药的丰富内涵和独特魅力,让中医文化自信坚实中华优秀传统文化的自信。

凡是过往,皆成序曲;所有未来,力铸华章。愿书中诸位医者"海纳百川,有容乃大"的胸怀,激励更多有志英才,投身于中医药的创新实践之中,共创未来。

丛书编委会

甲辰年正月廿二

序 言

《周礼·天官》中将医师分为食医、疾医、疡医和兽医四种,其中疡医就是外科医生,由此可见,中医外科学由来尚矣。传统中医外科学源远流长,博大精深,今日之骨伤、口齿、咽喉之属,古代皆归于中医外科学范畴。除此以外,当代中医外科学教材还包括了疮疡、乳房病、体表肿物、甲状腺疾病、皮肤病、肛肠病和周围血管病等疾病,不可谓不丰富。然时代之变化,学科之发展,中医药治疗皮肤疾病近年来进展巨大,蔚为大观。古人虽云"疥癣之疾",意为小病,而今观皮肤病患者瘙痒难忍,痛苦不堪,影响形象,压抑人生,甚至有生命之虞,多方求医而收效甚微。20世纪各中医大家发皇古义,充以新知,在中医药诊治皮肤疾病领域中认真耕耘,结出丰硕果实,不但解除了大量病家的痛楚,也极大地丰富了中医学的内涵。

顾氏外科自先曾祖云岩公、叔祖筱云公起即以疡科名满桑梓。先祖父筱岩公更是沪上一代"疔疮大王",奠基了顾氏外科学术流派。门诊日以百计,诊务越忙,他临诊越是细致入微,审证用药,殚精竭虑。他注重方药治疗和精神治疗相结合,使病家有"未药病减三分"之感,20世纪40年代曾被上海中医同道推任为上海市中医师公会理事长。1956年,上海市中医文献馆成立,筱岩公便是建馆的第一批元老。先父伯华公更是继承顾氏外科精髓,无私奉献出本门历经几代人实践发明研制的独门看家招牌良药,使传统中医外科形成了系统科学的医学体系。1960年先父伯华公主编了新中国第一部中医院校中医学外科学统编教材。为了把顾氏外科疗法归纳、总结成为一门学科，先父及门人先后编撰了《外科经验选》《中医外科临床手册》《顾伯华学术经验集》等书籍。而鸿篇巨制《实用中医外科学》一书近百万字，是先父对中医事业作出的巨大贡献，也是他一生最引以自慰的一件事。先父是举世公认的 20 世纪中医外科学泰斗和宗师。

乃芳妹幼乘庭训，秉承家学，继承家业。在中医氛围中成长，自幼耳濡目染父辈精湛的医术和医德，也潜移默化地浸沉于中医文化之中。先父曾经提出："要继承和发扬传统医学对皮肤病的治疗效果。"乃芳遵父教导，继承发扬了顾氏外科的学术思想及顾伯华关于皮肤病的诊疗思想、辨治经验等，实践并丰富了中医皮肤科的理论体系，应用传统中医药治疗皮肤科疑难杂症，在中医皮肤界有一定学术影响，有良好的口碑和颇高的群众威望。

父亲曾教导我们："古为今用，洋为中用，推陈出新。"中医药诊治皮肤病领域恰恰是父亲教诲的最好体现。数十年来，几代中医外科学及中西医结合等领域专家的不断奋斗，使得中医皮肤病学从无到有、从小到大，形成了极富特色的学术和临床园地。乃芳专注于中医皮肤科 50余年，积累了丰富的临床经验，本书的出版不但是乃芳学术思想和临床经验的系统总结，也是顾氏外科在新时代皮肤科领域的新发展，对中医药防治皮肤疾病事业也是大有裨益的。

《礼记·曲礼》云："君有疾，饮药，臣先尝之。亲有疾，饮药，子先尝之。医不三世，不服其药。"顾氏外科传承至今已远远超过"三世"，门生桃李，满布天下，但还须百尺竿头，更进一步。我们相信，只有不忘初心、守正创新、继承发扬，中医皮肤科、中医外科事业的未来才会有更高水平的发展。

是为序。

上海市名中医　顾乃强

2023 年 10 月

前 言

名老中医学术经验的研究是中医药传承发展的重要组成部分,也是承载和体现中医流派发展的重要基础。顾氏外科经历了百年的经验累积、理论形成与发展、临床治疗方法建立与完善等过程,学科体系不断成熟,顾乃芳为顾氏外科第四代嫡传,擅长各类中医外科疾病的诊治,尤其专研于中医皮肤疾病。本书通过整理研究上海市名中医顾乃芳的典型医案、总结顾乃芳的用药特点和用药规律,以了解和掌握顾乃芳在诊治皮肤病方面的学术经验。本书是名老中医运用理、法、方、药辨证治疗患者的真实记录,是中医理论和临床实践相结合的系统体现,是提高临床诊疗水平的经验借鉴。名医的临床经验能启迪后辈的思维,使之从中汲取精华,学习其辨证思路、学术特点,以指导临床实践及运用推广,同时进行理论创新。对于具体方药的应用,则应视具体情况,坚持辨证论治的原则,根据病情合理使用。

本书在编写过程中,尽量做到尊重资料的真实性及完整性,但由于研究水平和时间有限,可能在一些具体问题上难免有疏漏和遗憾,书中不足之处,敬请广大读者和同道批评指正。

在本书出版之际,对殚精竭虑为中医药事业发展做出无私奉献的名老中医表示崇高的敬意,对参与编写、审稿的各位专家和同仁表示衷心的感谢。

编者

2023 年 9 月

目　录

第一章　从医掠影篇 / 1

第二章　学术探析篇 / 5

第一节　学术渊源 / 6

第二节　学术体系 / 8
一、诊断方法 / 8
二、辨证方法 / 9
三、治疗方法 / 13
四、预防方法 / 19

第三节　学术思想 / 21
一、强调"外症实根于内",辨治注重内因 / 21
二、注重营卫气血,辨证首重阴阳 / 22
三、主张中西医结合,辨病基础上辨证 / 24
四、疾病分期治疗,拆解致病因素 / 25
五、主张顾护脾胃,善从脾胃调治皮肤病 / 26
六、重视预防调护,强调去除诱发因素 / 28

第四节　学术特色 / 28
一、善从热、湿、风辨治皮肤病 / 29
二、善用清热解毒法 / 30

三、善用清热凉血法 / 30

四、善用养阴清热法 / 31

五、善用活血化瘀法 / 32

六、用药轻灵验廉 / 32

七、擅长外治之法 / 33

第三章　心得集锦篇 / 35

第一节　特色药对 / 36

第二节　特色制剂 / 41

一、制剂选录 / 41

二、临床运用经验 / 46

第三节　膏方选录 / 52

一、膏方概述 / 52

二、开具膏方遵循的原则及膏方特点 / 53

三、临床膏方举隅 / 57

第四节　优势病种诊疗经验 / 59

一、银屑病诊疗经验 / 59

二、毛囊虫皮炎诊疗经验 / 62

第四章　验案撷英篇 / 65

一、带状疱疹 / 66

二、扁平疣 / 69

三、丹毒 / 71

四、光化性皮炎 / 73

五、冻疮 / 74

六、湿疹 / 75

七、特应性皮炎 / 86

八、荨麻疹 / 90

九、药疹 / 96

十、神经性皮炎 / 99

十一、痒疹 / 101

十二、变应性血管炎 / 102

十三、过敏性紫癜 / 105

十四、结节性红斑 / 108

十五、银屑病 / 110

十六、玫瑰糠疹 / 114

十七、多形红斑 / 116

十八、离心性环状红斑 / 117

十九、皮肌炎 / 119

二十、干燥综合征 / 120

二十一、天疱疮 / 121

二十二、黄褐斑 / 123

二十三、白癜风 / 124

二十四、脂溢性皮炎 / 127

二十五、脂溢性脱发 / 130

二十六、痤疮 / 132

二十七、玫瑰痤疮 / 136

二十八、斑秃 / 139

二十九、毛囊闭锁三联征 / 140

三十、皮脂腺囊肿 / 142

三十一、蕈样肉芽肿 / 144

三十二、淋巴瘤样丘疹病 / 146

三十三、生殖器疱疹 / 148

三十四、其他皮肤及外科疾病医案 / 149

第五章 匠心传承篇 / 155

第一节 传承脉络 / 156

第二节 跟师心得 / 158

主要参考文献 / 163

跋 / 165

第一章

从医掠影篇

顾氏外科创建于 1862 年,创始人顾云岩先生以疡科誉满桑梓,约于清同治元年(1862)间改行行医,迁至浦东,居住于浦东池家村沈家弄。

顾筱岩(1892—1968),奠基了顾氏外科学术流派。他是顾云岩次子,秉承家学,继承家业,因家境并不富裕,故未受到良好教育,仅读过 4 年私塾,后师从父兄学医,立志发奋深研岐黄,先学《医学三字经》《本草便读》《药性赋》,后学陈实功《外科正宗》等外科专业书。境况渐有起色后,他又来到浦西,开拓医疗市场,悬壶于南市万裕码头、水陆码头。顾筱岩以其高尚医德和精湛医技流传四方,诊务不断发展,因就诊者日益增多,乃迁诊所于南市紫霞路,后设诊所于南阳桥路。虽诊务繁忙,但对每一位患者的诊治都细致入微,备受世人推崇,并于 1956 年成为上海市中医文献馆的第一批元老。

顾伯华(1916—1993),顾筱岩之子,中医外科学的奠基人。曾就读于民国时期的上海中医学院,师从著名内经学家秦伯未学习中医经典。他继承了顾氏外科精髓,衷中参西,无私奉献。1960 年主编了我国第一部中医院校中医学外科学统编教材《中医外科学讲义》。同时,顾伯华在中药新药研制发明上也作出了巨大的贡献,先后研制的中成药有"六应丸""锦红片""清解片""三黄洗剂""胆宁片"等新药。2011 年"顾氏外科疗法"列入第三批上海市非物质文化遗产名录,2014 年 11 月 11 日国务院公布"顾氏外科疗法"列入第四批国家级非物质文化遗产代表性项目名录。

顾乃芳为顾伯华之女,上海市名中医,"顾氏外科疗法"传承人。自幼年开始,作为顾家的孩子,她在家里就进行中医最基础的训练——练习书写毛笔字。祖父顾筱岩说:"字是一张方子的门面,是一个医生文化底蕴、学识才华的外露。很多病家延医之先,常常先借你的方子一看,以度学问深浅,医道高低。字写得不好,业务少还是小事,字写得不规范,药师错配,贻误人命,危害极大。"从七八岁开始,顾乃芳每日和五六个孩子围在一起描红、临帖,不敢怠慢,认真练习毛笔字,写好以后交祖父审阅。父亲顾伯华要求他们从小就要练习写毛笔字,写得不好,就要吃"毛笋笃肉"——意思是用竹尺打手心,严格要求小孩。

1959 年,顾乃芳高中毕业即跟随父亲顾伯华抄方,并在临床门诊的实践中学习中医。在父亲的指导下,1961 年顾乃芳考入上海中医学院学习。大学毕业后,顾乃芳被分配到安徽农村公社医院,后来因为开展"一根针、一把草"成绩显著,被调到县医院。这段时期顾乃芳一直从事中医全科工作,这对她以后专业从事中医皮肤科很有益处。

1973 年,顾乃芳被调到安徽中医学院附属医院时,父亲顾伯华指导顾乃芳选择了中医皮肤科专业。她在任安徽中医学院中医外科教研室副主任及中医学院附属医院皮肤科主任时，在医疗实践中，遇到一些疑难疾病的时候，经常写信向父亲请教。父亲总是耐心地教导她治疗的原则和方法。1987年7月15日，父亲给顾乃芳写的一封信让她珍藏至今。这封信详细地阐述了"毛发红糠疹并发红皮病"患者的诊治方法：该患者用过大剂量激素，暂时控制了病情，请中医会诊。父亲指出中医治疗原则是"养阴清热、凉血活血"，并且把自己的处方完整地写在信中。他还作了详尽的说明："连翘、半枝莲对降谷丙转氨酶有很好的疗效""白花蛇舌草、虎杖、山楂、茶树根对降血脂有作用"。从这封写满了整张信纸、密密麻麻字迹的信中，顾乃芳不禁回想起父亲严谨的、一丝不苟的工作精神，父亲的音容笑貌更是时常浮现在她的眼前。

1980年，在父亲的介绍下，顾乃芳到上海瑞金医院皮肤科参加皮肤科进修班，专职进修1年。充实了西医皮肤科的理论、病理和临床经验后，顾乃芳在皮肤科疾病的诊断和治疗方面有很大的提高。在临床诊断方面，顾乃芳不仅学习到各种疑难皮肤病病种的鉴别和诊断，而且理解了西医和中医在皮肤科治疗方面的特长。在上海瑞金医院进修的一年期间，顾乃芳每到星期天或者利用工作日晚上的时间，会把门诊中遇到的疑难皮肤病治疗问题，提出来向父亲请教，父亲总是耐心地为顾乃芳分析。所以，在上海瑞金医院进修的1年中，顾乃芳不仅在西医方面受到系统训练，而且在中医对皮肤科的治疗方面也得到父亲的指导，传承了顾氏外科。

顾乃芳为更好地传承顾氏外科的治疗原则，曾到上海市长宁区中心医院跟谢秋声主任学习陆氏针灸，在上海瑞金医院跟随丁济南医师学习丁氏内科。在40多年的临床实践中，顾乃芳践行着顾氏外科的特色：学习中医外科，一定要打好内科基础。她通过对《黄帝内经》《难经》《伤寒论》《金匮要略》四部经典的学习，在临床上贯彻"外之症实根于内、治病必求于本、以内治外、辨证施治、讲究理法方药、注重医德"的顾氏皮肤科特色。在"外之症实根于内"思想指导下，顾乃芳辨证论治治疗各种皮肤科疾患，如荨麻疹、湿疹、日光性皮炎、银屑病、异位性皮炎、嗜酸性粒细胞增多症、红斑狼疮、青春痘等，均收到良好的效果。

1990年，顾乃芳被调入上海市中医医院，与蔡希医师一起创建"中医皮肤科"，先后有傅佩骏、吴怡峰等医师加入，不断充实了皮肤科的力量。顾乃芳根据顾氏外科常用药为医院创制了"清暑露""祛疣糖浆""百部肤康洗剂"等一系列院内制剂。

2020年"顾氏外科顾乃强、顾乃芳传承工作室"成立，2022年"上海市名中医顾乃芳学术传承工作室"成立。近年来,顾乃芳又投身于发掘和整理顾氏外科传统资料,先后出版《中华中医昆仑·顾伯华卷》《顾筱岩方笺存真》《顾筱岩方笺存真方解》《顾氏皮肤科顾乃芳》等著作,这些都是顾乃芳为传承顾氏外科而作出的努力。

"古为今用,洋为中用,推陈出新"。父亲顾伯华在《中医外科学》扉页上给她的赠言,犹如一盏指路明灯,为顾乃芳指引了中医皮肤科的前进方向。怀着弘扬顾氏外科的愿景,顾乃芳把一生献给中医皮肤科专业,用行动把先祖开创的事业传承下来,发扬光大!

第二章

学术探析篇

外之症必根于内为宗旨,每个病种都可以四诊八纲阴阳寒热虚实气血,根据每个病人都可以拟一治疗法则。

——顾乃芳

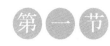

学术渊源

顾乃芳是上海市名中医,顾氏外科第四代传人。顾氏外科是近百年来颇有影响的中医外科学流派,肇始于顾云岩,奠基于顾筱岩,腾飞于顾伯华。顾伯华不仅主编了全国中医院校《中医外科学》统编教材,为中医外科学的迅速发展奠定了基础,还创建了上海中医药大学附属龙华医院中医外科。中医皮肤科是中医外科的一个重要分支,顾氏特别擅长中医皮肤病的诊断及治疗,顾伯华曾经提出:"要继承和发扬传统医学对皮肤病的治疗效果。"顾乃芳遵父教导,继承发扬了顾氏外科的学术思想及顾伯华关于皮肤病的诊疗思想、辨治经验等,实践并丰富了中医皮肤科的理论体系,应用传统中医药治疗皮肤科疑难杂症,在中医皮肤界有一定学术影响,有良好的口碑和颇高的群众威望。

顾氏皮科学术以《黄帝内经》《伤寒论》《金匮要略》《温热论》为基础,并参明融化后世外科名著,如《外科正宗》《外科全生集》《医宗金鉴·外科心法要诀》和《疡科心得集》等,汲取诸家理法方药之精华,结合顾氏历代临床实践经验,吸纳了其他学术流派及民间验方疗法,形成独特的学术体系。顾筱岩要求学生和后辈熟读古书经典、外科专著。顾伯华以身作则,研读大量古籍,从明代陈实功《外科正宗》归纳总结出外科陈氏基础十法,又丰富和独创了许多宝贵的外治法,把古代的疗法用于临床实践,加以总结,形成独树一帜的顾氏外科流派。在他主编下,约百万字《实用中医外科学》把顾氏内治心要、外治秘法统统献给国家。《实用中医外科学》全方位、代表性地体现了他的学术水平,奠定了顾氏外科在全国外科领域学术界的领军地位。顾乃芳尊崇顾氏家学,同时受正规中医学院科班教育,经历上海瑞金医院皮肤科进修,将传统中医及西医两套体系融于一身,诊治更具有科学性,与现代皮肤病诊断结合紧密。

顾氏外科虽然在中医外科有很高的造诣,但并不排斥西医,而是积极学习西医的长处,吸收西医的营养,把西医先进之处融合到中医中来,提高中医的诊疗水平。顾伯华教授与当时上海的西医权威如华山医院的杨国亮教授、瑞金医院的朱仲刚教授等都是好友。他们在学术上互相尊重、互相探讨、互取所长。例如在抢救一例大面积烧伤患者的时候,瑞金医院的傅培彬、董方中教授邀请顾伯华参加会诊,对患者采用中西医结合的方法治疗。顾伯华教授还长期担任复旦大学附属中山医院的顾问,经常去中山医院参加中西医会诊。在中医外科的学术方面,顾伯华采取"洋为中用"的积极态度。顾伯华在编写《中医外科学》一书中的中医皮肤科学章节的时候,就是以中西医诊断、同时命名分型,同时阐述中医对该疾病的辨证施治方案。凡是西医学有独到的地方,他总是消化、吸收、引进过来,为己所用。例如,中医外科药膏,历来采用蜂蜜、麻油等调料,当他发现西医采用橄榄油做调料,既干净又方便,他就采纳此法,改用橄榄油等调和药膏。顾乃芳耳濡目染父亲顾伯华的行医之道,向上海知名西医学习难治性皮肤病的西医诊断方法,明确疾病诊断,再融合家学,用中医方法治疗,通过中西医结合解决疑难杂症。

西药抗生素发明后,顾氏外科在临床上早就大胆使用于疮疡疾病。对于红斑狼疮、硬皮病、皮肌炎等结缔组织病,及天疱疮、类天疱疮等大疱疹性皮肤病的治疗,顾氏外科采用中西结合的办法,在用激素控制病情的同时,配合中药凉血清热解毒,或养阴清热,特别提出"三蛇合剂",创新出中西医合并治疗的方法,逐步减少激素为维持量,乃至停用激素。顾乃芳临床治疗玫瑰痤疮,也使用盐酸米诺环素口服或外用,对于嗜酸性粒细胞增多性皮炎、天疱疮、类天疱疮的治疗,创新改进"三蛇合剂",临床取得较好疗效,对于应用激素的患者撤减激素也是行之有效的。

一个学科要有突破和发展,首先需要尊重传统,要在传统的基础上加以开拓和创新。"新"一定要接上"旧",接上"旧"的"新"才是创新。顾氏外科反复强调"古为今用",致力于把我们祖先历经千年的医疗实践进行总结,更好地为当前的患者服务。顾氏外科历经多年的医疗实践和总结,就是中华民族宝贵的传统医学遗产。随着时代变迁,皮肤科疾病谱也在变化。临床中常见的荨麻疹、日光性皮炎、异位性皮炎、银屑病、嗜酸性粒细胞增多症、环形红斑、天疱疮(类天疱疮)、结节性痒疹、毛发红糠疹、皮肤淀粉样变等疾病患者,在顾氏外科不断推陈出新的治疗中,获得了缓解,甚至治愈。有不少皮肤病,被西医视为难以治愈的疾病,而中医以整体观念外病内治,通过辨证论治,取得了很好的疗效,以致西医视之为奇迹。

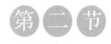

学术体系

学术，是指对于方法的学习。顾氏皮肤科有系统的诊疗方法，在临床行之有效，可以复制传承。临症上通过诊断方法和辨证方法，找出病因与病理变化，以及处理的理由；根据诊断立出治病法则；依照治疗法则，制定或选用适当、合宜的方剂和对应的药物，巧妙运用理、法、方、药，内外同治，并指导患者预防。

一、诊断方法

四诊合参，首重望诊。

中医学诊断的主要方法是望、闻、问、切四诊法，顾乃芳重视辨证论治，主张四诊合参，认为诊疗皮肤病应以望、问、切、闻为四要诀，相互参照。

因皮肤病发于体表，有形可见，首先应重于望诊。皮肤病的望诊须辨皮损，自然光或日光灯下，保护患者隐私情况下，充分暴露皮损部位，全身所有皮损部位均要逐一查看皮损形态，包括皮疹的部位、大小、数量、形状、色泽，是否有渍水、水疱、脓疱、囊肿、结节、粗糙、肥厚、脱屑、皲裂等，详细描述记录。主要是根据局部皮肤皮疹形态来辨别是何种疾病、疾病的分期（急性发作期、稳定期、缓解期）、归属何种证型，这是中医皮肤科临证施治的主要依据。如：对称性片状红斑上密集针头大小丘疹小水疱，发于四肢伸侧，糜烂渍水，黄痂，考虑为湿疹急性发作，证属湿热浸淫。若发于四弯，浸润、粗糙、肥厚伴脱屑，考虑慢性湿疹，证属血虚风燥。望诊还要望患者面色、神色、步态和舌象。脂溢性皮炎患者面色油光，特应性皮炎患者黑眼圈及苍白唇，玫瑰痤疮患者面红、毛细血管扩张，黄褐斑患者面色黯或黧黑见褐色片状斑疹。斑秃部分患者可见神色疲惫委靡，湿疹或带状疱疹患者神色焦虑烦躁。丹毒或下肢皮肤感染患者可有跛行，下肢结节性红斑急性发作患者有红肿疼痛，多用轮椅推入诊室。

问诊对皮肤病的诊断尤为重要。通过问诊可以了解患者的发病时间、发病原因或诱因，症状严重程度，发展过程，伴随症状，曾经的诊疗经过及治疗用药，疗效及副作用，其他既往疾病史、家族史、过敏史等。问诊可以弥补望诊的局限。

如荨麻疹反复发作半年以上,即为慢性荨麻疹,反复发作日久,考虑伴有气虚。寻常型银屑病患者经常涂抹激素药膏,皮损形态会发生改变,需要与慢性湿疹或神经性皮炎鉴别。同样是红皮病,原发病可能是湿疹或银屑病,也可能是恶性肿瘤。过敏性皮肤病常有接触过敏原或食用异性蛋白病史。幼儿特应性皮炎患者,其父母可能一方有过敏体质,脂溢性皮炎或银屑病也有遗传倾向。有些患者有习惯动作导致皮肤保护层损伤而致病,比如握鼠标或方向盘、转塑料笔、经常用湿毛巾擦汗、每次便后清洗臀部等。这些都需要从问诊中获得信息,辅助疾病诊断及辨证非常必要。

切诊在皮肤病诊疗中包括触诊皮损和切脉。切脉即切中医三部九候二十八脉象,对于皮肤科同样适用。触诊皮损为中医皮肤科所必须。皮损的温度是常温还是寒冷、热烫,与周围正常皮肤对比如何,触之冰冷说明血运不畅,证属寒瘀,触诊皮温高,说明有炎症感染,属于热证。触诊皮肤感觉是否有麻木或疼痛,判断血液循环状况,是否有气血不足或气血凝滞。触诊皮损软硬、粗糙或光滑、干湿度以及压之是否变色、凹陷等,有助于明确皮损性质是阴虚还是湿热或痰瘀,辅助诊断。特别对于天疱疮,按之水疱可移动至边缘正常皮肤,对于诊断非常重要,可以与类天疱疮及其他大疱性皮肤病相鉴别。银屑病患者刮皮屑是否出现薄膜现象和点状微小出血点,可与湿疹及神经性皮炎相鉴别。

闻诊包括闻气味和听声音。头癣患者有鼠臭味,足癣感染有腐臭味,天疱疮患者表皮大量剥脱,有污臭的鱼腥味,湿疹患者大量渗液,有蛋白腥味。狐臭患者有狐臭味,夏季浸渍性皮炎多汗患者可闻及汗馊味。银屑病患者易发作咽喉炎,咽炎会导致皮疹加重,当听到声音嘶哑要及时用药控制咽喉炎。皮肤色素性疾病或脱发症属气血亏虚的患者可闻及语言低弱。闻诊是皮肤病辨病辨证的辅助方法,有一定的参考价值。

二、辨证方法

顾乃芳经过院校科班教育,辨证时运用多种辨证方法,卫气营血辨证、八纲辨证、脏腑辨证及辨病与辨证相结合均综合使用。

(一)卫气营血辨证

营卫气血理论是中医基础理论的重要组成部分,临床上很多皮肤病的发生和发展都与营卫气血的生理、病理变化有关,卫气营血辨证是中医诊疗疾病的重要方法之一。《黄帝内经》中关于营卫气血有较多论述。

1. **气血**　气是指体内流动着的，富有营养、蕴含能量的精微物质，另指脏腑功能活动的能力，其生理功能是熏肤、充身、泽毛。血者源于先天之精和后天食物之精华，人体生理、功能、精神意识无不以血为基础。气与血都源于脾胃化生的水谷精微和肾中精气，是人体脏腑、经络、九窍等一切组织器官进行生理活动的重要物质基础。《难经·二十二难》云："气主煦之，血主濡之。"正常生理条件下，血液循行于脉内，在气的推动作用下沿脉管向全身各组织器官提供营养。气血调和则身体健康，气血失和，则营卫不调，疾病发生。正如《素问·调经论》所说："人之所有者，血与气耳。"又曰："气血不和，百病乃变化而生。"

皮肤病气血之病理变化，临床常见有气虚、气滞、血虚、血瘀、血热、血燥、气血不调等。气虚可使皮肤不充、毛发不泽、水湿停滞，发生肿胀、水疱、皮肤粗糙等病变；气滞可使气机不畅，皮肤发生结节、斑块浸润；血虚可见肌肤甲错、皮肤瘙痒、肌肤失养、手足麻木等；血瘀可发生色素沉着、紫癜；血热可使皮肤潮红、斑疹、瘙痒、肿痛、出血；血燥可使皮肤粗糙、肥厚、角化、发生鳞屑；气血不调可出现上热下寒，上实下虚，发生口腔溃疡、外阴湿疮、面部红斑、小腿溃疡等。总之，气血病理变化可在皮肤上发生很多病症，但这些病症往往合并或交替出现，有时又常互为因果。调和气血在皮肤科治疗中至关重要。

2. **营卫**　"营卫"是人体生理状态与功能表现的物质基础，《灵枢·本藏》曰："人受气于谷，谷入于胃，以传与肺，五脏六腑，皆以受气，其清者为营，浊者为卫，营在脉中，卫在脉外，营周不休。"营、卫二气同源，均以水谷为物质基础，通过脾胃气化而生成。卫气即气的卫外功能部分，其生理功能主要表现在防御、温煦和调节三个方面：通过肺的宣发作用布达于肌表，驱邪外出以防御；保持体温恒定，维持脏腑生理活动，温养肌肤，使得肌肉紧实，皮肤滑润，体现为温煦；通过调节腠理的开合与汗液的排泄，调节人体水液代谢，维持人体体温和内外环境的稳定。营气是行于脉中而具有营养作用的气，为血液的重要组成部分。营气循血脉流注全身，五脏六腑、四肢百骸都依靠营气的滋养。营血的濡养功能在皮肤体现为受血后质地致密，血色润泽。机体也只有在营血的滋养功能正常时，卫外功能才能正常发挥。营盛即血盛，营衰即血衰。营血的濡养功能正常，则面色红润，肌肤腠理致密，肌肉壮实；营血的濡养功能减退，则皮肤可表现为面色萎黄苍白、肌肤晦暗、粗糙干涩、失去光泽等，肌表的抵抗力降低，易导致皮肤衰老与损伤。

3. **营卫与气血关系**　营卫与气血"异名同类"。《难经·三十二难》曰："心者血,肺者气,血为营,气为卫,相随上下,谓之营卫。"吴崑《素问吴注》认为:"以形体而言,名曰气血;以神用言,名曰营卫。"《医宗金鉴》云:"营即血中之精粹者也,卫即气中悍者也,以其定位之体而言,则曰气血,以其流行之用而言,则曰营卫。"

《素问·逆调论》云:"荣气虚则不仁,卫气虚则不用,荣卫俱虚,则不仁且不用。"卫气营血温煦濡养皮肤,以维持其正常功能。失去气血的温煦、濡养,则皮肤不仁不用。《素问·胀论》曰:"厥气在下,营卫留止,寒气逆上,真邪相攻,两气相搏,乃合为胀也。"说明皮肤的感觉异常及肿胀也与营卫相关。《灵枢·卫气失常》曰:"营卫稽留于经脉之中,则血泣而不行,不行则卫气从之而不通,塞遏而不得行,故热。大热不止,热胜则肉腐,肉腐则为脓。"说明营气不行则卫气不通,瘀阻则生热生湿,化腐成脓。腠理不固,津气遗泄,表邪易入,此多为营卫气血对皮肤调节滋养作用失常所致。

由此可见,从气血的功能态营卫来论述,营卫气血不协调不仅影响体内三焦五脏,还作用于体表皮肤产生病变,也提示促进气血功能、营卫和调在中医皮肤病学辨证治疗中具有积极的临床意义。

4. 卫气营血辨证 《黄帝内经》中有多处用"营卫"对人体生理与病理进行理论阐述,但在临床运用和辨治处方上是没有涉及的。清代叶天士将"卫气营血"运用于温病的辨证体系,并论述了病邪由卫转气进营入血的病理过程,以及反向的出邪过程。而后,卫气营血辨证成为温病学的主要辨证方法,究其学术渊源仍来自《黄帝内经》。《温热论》中开宗明义地说:"温邪上受,首先犯肺,逆传心包。肺主气属卫;心主血属营。辨营卫气血虽与伤寒同,若论治法则与伤寒大异也……大凡看法,卫之后方言气,营之后方言血。在卫汗之可也,到气才可清气,入营犹可透热转气,如犀角、元参、羚羊角等物;入血则恐耗血动血,直须凉血散血,如生地黄、牡丹皮、阿胶、赤芍等物。"将温病病程分卫、气、营、血四个阶段进行,并为后人治疗温病指出了清气凉血的治疗原则。因为温病常有出疹发斑,并提出了明确有效的治疗方案,后世在实践的基础上不断完善和发展,逐渐有医家将有疹、斑、痒等症状的皮肤病也用卫气营血辨证以确定治则治法。顾乃芳在辨治斑疹及瘙痒类皮肤疾病时,亦多借鉴温病学派的卫气营血理论,凉血、和营、清气等治则治法经常运用。

(二) 八纲辨证

中医有"阴阳辨证"和"八纲辨证"。"八纲辨证"即"阴阳、寒热、表里、虚实",

其中阴阳为首,统领后六者,即热、表、实为阳;寒、里、虚为阴。阴阳是相互关联的一种事物或是一个事物的两个方面。《素问·阴阳应象大论》曰:"阴阳者,天地之道,万物之纲纪,变化之父母,生杀之本始,神明之府也。"《道德经》云:"万物负阴而抱阳。"任何事物都可分为阴阳两方面。我们把对于人体具有推进、温煦、兴奋等作用的物质和功能统归于阳,对人体具有凝聚、滋润、抑制等作用的物质和功能归于阴。以此来划分气血,气属阳,血属阴;卫为阳,营为阴。薛立斋《医经原旨·经络》谓:"人身不过表里,表里不过阴阳,阴阳即营卫,营卫即气血。"对营卫与表里阴阳气血的相应关系进行了阐述。

《类经》云:"营中未必无卫,卫中未必无营,但行于内者便谓之营,行于外者便谓之卫,此人身阴阳交感之道,分之则二,合之则一而已。"这也符合阴中有阳、阳中有阴、阴阳互根互用互相转化之理。营气主静属阴,必须借助于卫气的"剽疾滑利"方能达到濡养全身脏腑肌腠的目的;卫气主动属阳,必须借助营气的营养滋润,方能温分肉、充皮肤、肥腠理、司开合。营卫循脉偕行,内外相贯,阴阳相随,运行于周身,无处不到。

历代医家对通过调节阴阳表里营卫气血治疗皮肤病有趋同性认识。认为皮肤病虽发于外,但其病因是由于体内阴阳气血的偏盛偏衰和脏腑之间功能活动失调所致。《疡科心得集》指出:"夫外疡之发也,不外乎阴阳、寒热、表里、虚实、气血、标本,与内证异流而同源者也。"强调外科必本于内,虽发于表,病因在里。清代陈实功的《外科正宗》不仅强调外科疮疡诸证阴阳之辨,而且于阴阳辨证之中有纯阴纯阳、半阴半阳之分,"大抵疮毒纯阳固多,纯阴原少,惟半阴半阳之毒居多"。在临床中多见阴阳兼杂之证,若只"损其有余"则正虚难复,只"补其不足"恐邪盛难去;若只补其阴则碍伤元阳,只温其阳则耗散真阴。只有兼顾诸方,阴阳同调,才能达到"阴阳自和者,必自愈"。再具体到中医皮肤科,需要通过症状、局部病变特征等,辨别是阴证还是阳证抑或是半阴半阳证,大体来说:阳证多实、多热、多红,治疗上宜用消法、清法;阴证多寒、多虚、多淡,治疗上宜用温法、托法、补法。例如荨麻疹遇热则发,风团红斑明显者,为阳证、实证、热证;遇寒则发,风团淡白者,为阴证、虚证、寒证,也有遇寒遇热都发作,半阴半阳者,则需清补兼施。

(三) 脏腑辨证

皮肤病与五脏六腑关系密切,顾乃芳临床重视内因,强调脏腑在疾病中的作用,在临床中也常用脏腑辨证理论,如"肺主皮毛""诸痛痒疮皆属于心""肺与大肠相表里""培土生金""金水相生""肝肾同源"都是临床辨治中常用之法。

"肺主皮毛"理论首见于《黄帝内经》,《素问·痿论》曰:"肺主身之皮毛。"《素问·五藏生成》曰:"肺之合皮也,其荣毛也。"这是对肺皮关系的高度概括。"皮毛"类似西医学之皮肤,为一身之表,为人体最大的器官,是人体第一道防线,包括表皮、真皮、皮下组织及皮肤附属器官等组织,有屏障功能、分泌排泄功能、吸收功能、调节体温功能及代谢功能等。肺的各种生理功能均通过肺气的宣发及肃降功能实现。肺通过其宣发作用,将源于水谷精微的卫气及津液输布于体表,卫气温煦肌肤腠理,维持体温恒定;津液滋养全身皮毛,使之红润光泽而富有弹性;巡行于体表的卫气抵御外邪,卫气充足可保护机体,抵御外邪侵袭。外邪入侵,肺卫肌表首先受邪,邪气郁蒸于肌肤而发斑疹等皮损,皮肤的问题首先责之于肺。如痤疮、脂溢性皮炎的发病部分源于肺经风热或肺胃蕴热,荨麻疹的发病有表虚不固的因素,银屑病的发病诱因以上呼吸道感染咽喉炎所占比例最大。亦即凡引起肺气损伤者,无论是肺气虚、肺热、肺燥,皆可导致皮肤病患,治疗也从调肺入手。

《素问·至真要大论》言"诸痛痒疮,皆属于心",心属火,瘙痒诸证的病机皆与心和火热之邪有关。若机体因五志过极、过食腥荤、郁久化热以致心火亢盛,因心主血脉,心火亢盛则致肺热,就皮肤病而言,热伏营分,即可导致血热证候,热盛火旺,热血流窜全身,血热之邪蕴结肌肤,不得外泄,熏蒸为患,泛于肌表而发为皮肤病。如痈疽、痤疮、湿疹、银屑病等诸多皮肤疾患皆与血热有关,治疗亦从凉血清热、养阴清热、泻肺清热等方面着手。同时,心主神志,皮肤病患者常因瘙痒不适而心神不宁影响睡眠,宁心安神对于皮肤病的痊愈也至关重要。

"肺与大肠相表里"体现在肺热腑实证皮肤病患者经常伴有便秘,此时予肃降、清热通腑,能够间接清泻肺热,改善皮肤症状。有患者平素脾胃虚弱,饮食不消,便溏腹泻,土不生金,肺气虚弱,虚则补其母,此时则需清脾胃湿热,消食化积,健脾补土,"培土生金"。脾气充足则肺气得以充养,抵御外邪的能力增强。当肺阴不足,皮肤干燥脱屑、脱发、色素增加或脱失,则需补益肺阴,顾乃芳常以"金水相生"理论补肺益肾,又以"乙癸同源,肝肾同治",同时运用补肝阴补肾阴之药。

三、治疗方法

《素问·阴阳应象大论》曰"治病必求其本",《神农本草经·序录》云"凡欲治病,先察病源,先候病机"。顾乃芳常说:"外之症必根于内为宗旨,每个病种都可以四诊八纲阴阳寒热虚实气血,根据每个病人都可以拟一治疗法则。"顾乃芳临床治疗分为内治法和外治法。以外之症实根于内立论,以内治为主,然而皮肤科疾病不能没有外用药,外治为辅,内外同治能起到良好的作用,颇具特色。

(一)内治八法的运用

内治法是在中医辨证论治理论指导下通过口服药治疗疾病。清代程钟龄《医学心悟》说:"论病之源,以内伤外感四字括之。论病之情,则以寒、热、虚、实、表、里、阴、阳八字统之,而论病之方,则又以汗、吐、下、和、温、清、消、补八法尽之。"这也就是中医常用的"八法"。顾乃芳除吐法不用,其余七法均见使用,而以清、消、补最为常用。

汗法通过发汗开泄腠理,驱邪外出。用于治疗外感表证及荨麻疹、疮疡、水肿初起兼有表证者。汗法有辛温发汗、辛凉发汗,也有表里双解法。利用具有发散风寒作用的辛温解表药,可以使毛孔打开,水气发散。对于寒性荨麻疹,顾乃芳常用桂枝汤辛温发汗,调和营卫。对于丹毒下肢感染水肿,顾乃芳常用汉防己利水消肿,如防己黄芪汤。利用具有发散风热作用的辛凉解表药,可以治头面咽喉风热表证。如金银花、连翘、薄荷、牛蒡子、菊花、蝉蜕、葛根等辛凉解表药在治疗过敏性皮炎、湿疹、银屑病伴有外感风邪者,使用频率较高。表里双解法在既有表证又有里证,需双管齐下时,汗下兼用,防风通圣丸即是代表,在治疗有表证及里热实证的荨麻疹中疗效好。

下法通过泻下通便以祛除病邪,在皮肤科任何一种疾病治疗中作为调节体质的基础治法,均有应用。肺主皮毛,肺与大肠相表里,肺气壅滞通过泻大肠排解。如治疗痤疮,应用虎杖活血清热利湿解毒通便,应用决明子或瓜蒌子润肠通便。治疗银屑病应用地黄、玄参养阴通便。大便通畅或者次数增多,有助于泄热排毒,促进皮肤病早日缓解。

和法具有和解疏泄作用,顾乃芳常用于给患者疏解情绪,遇银屑病患者情志不畅或带状疱疹患者疼痛急躁,顾乃芳常用柴胡、芍药、甘草和解疏泄。

温法能使寒去阳复,对于硬皮病患者,顾乃芳辨为阴证,应用阳和汤温阳补血、散寒通滞。

清法清解热邪、祛除里热,最为常用,有清热解毒、清热凉血、清虚热法,用于治疗热在气分、热在营血以及热在脏腑等病证。顾乃芳在皮肤科治疗痤疮及丹毒常用清热解毒法,治疗湿疹和银屑病常用清热凉血法,治疗日光性皮炎和玫瑰痤疮常用清虚热法。

消法对气、血、痰、食、水、虫等所结成的有形之邪,进行消导、消散、软坚、化积,使之渐消缓散。应用海藻玉壶汤治疗瘿瘤结节,应用水蛭、丹参、莪术、三棱消除瘀血,可以治疗色素沉着,也可以帮助快速消除结节或减少瘢痕形成。

补法是通过补益人体气血阴阳的不足,扶助正气,增强机体抗病能力的一种治疗方法。用于治疗人体的气虚、血虚、阴虚、阳虚等各种虚弱病证。代表方为四君子汤、四物汤、生脉饮、六味地黄丸、当归补血汤等,顾乃芳临证常加减运用治疗表虚不固的荨麻疹、阴虚血热的特应性皮炎及红皮型银屑病、肝肾亏虚的斑秃、白癜风、黄褐斑等。

八法是常用治法,各有其不同的适用证型,当病情比较复杂时,往往不是单用一法所能解决的。因此,八法及其他治法,常数种方法结合运用,而且在疾病的不同阶段,治法也随辨证变化而转换。正如古人所云:"一法之中,八法备焉;八法之中,百法备焉。"

(二)内治法

顾乃芳根据上述理论,结合自身临床实践,发挥古义,充以新知,形成了有自身特色的内治系统。

1. 调和营卫方

[组成]桂枝、白芍、甘草、大枣。

[功用]调和营卫,解肌发表。

[主治]外感风寒,营卫不和。用于瘾疹,症见皮肤瘙痒、风团,皮疹色白,遇风寒加重,口淡不渴。舌淡苔白,脉浮紧。

[方解]本方取自桂枝汤。桂枝解肌发表,外散风寒,芍药益阴敛营,两者一治卫强,一治营弱,调和营卫,相须为用。本方可贵之处在于它有调和阴阳的作用,即桂枝为阳,芍药为阴,甘草、大枣则介于阴阳之间温中补气,全方谐和阴阳,有"治病求本,本于阴阳"这一含义。根据现代药理研究,其对免疫功能具有双向调节作用和有抑制迟发型超敏反应作用。

2. 清热祛风方

[组成]金银花、蝉蜕、防风、牛蒡子、乌梅、五味子。

[功用]清热祛风,敛肺生津。

[主治]外感风热,斑疹瘙痒。用于皮肤病有风热之证,症见斑丘疹、色红、瘙痒。舌淡红,苔薄,脉浮数。

[方解]金银花清热解毒;蝉蜕体轻性微凉,擅解外感风热,"轻清灵透,为治血病圣药";防风祛风止痒;牛蒡子疏散风热,解毒透疹;乌梅、五味子敛肺生津,

又能敛汗。全方具有搜风清热、收敛止痒之功。"风淫于内,治之辛凉",故以辛凉解表、祛风清热为法。用于风热之邪内郁日久,未经发泄,皮肤剧痒的顽固性皮肤病,如慢性荨麻疹、湿疹、皮肤瘙痒症、泛发性神经性皮炎、扁平苔藓、结节性痒疹等,使风热之邪复从表而出。

3. 清热解毒方

[组成] 野菊花、蒲公英、紫花地丁、白花蛇舌草、鹿衔草。

[功用] 清热解毒,消肿散结。

[主治] 热毒结聚,疔疮肿毒。用于疖肿、痤疮或丹毒等,症见红、肿、热、痛,舌红脉数。

[方解] 取法五味消毒饮。金银花清气血热毒,蒲公英、紫花地丁、白花蛇舌草、鹿衔草均有清热解毒之功,配合使用,清解力强,并能散结、利湿、消肿。

4. 凉血利湿方

[组成] 生地黄、赤芍、牡丹皮、黄芩、僵蚕、徐长卿、土茯苓。

[功用] 凉血利湿。

[主治] 血热湿盛。用于荨麻疹、湿疹、皮肤瘙痒症、结节性痒疹等症见湿热者。

[方解] 本方由犀角地黄汤加减而成。血热则湿蕴,凉血则湿减,生地黄、牡丹皮、赤芍清营凉血;黄芩清热燥湿;土茯苓解毒除湿热;徐长卿祛风止痒,僵蚕祛风痰,散结消肿。诸药合用有清营凉血、泄热除湿之功,适用于舌质红绛、脉滑数的中药毒及风毒肿,相当于西医学的药物性皮炎、接触性皮炎等。采用清营凉血、清热燥湿、清热疏风等法,消除热、湿、风,共同截断病势发展。热去风除湿解,则瘙痒减轻,皮疹渐愈。

5. 凉血解毒方(消银方)

[组成] 生地黄、赤芍、牡丹皮、板蓝根、紫花地丁、土茯苓、龙葵、石见穿、蜀羊泉。

[功用] 清热凉血解毒。

[主治] 热毒入血。用于银屑病、天疱疮、类天疱疮等,症见红斑、鳞屑、脓疱、红皮、水疱者。

[方解] 方中生地黄清热凉血;赤芍、牡丹皮凉血化瘀;板蓝根、紫花地丁、土茯苓、龙葵、石见穿、蜀羊泉均为苦寒之品,为清热解毒之要药,常用于治疗肿瘤;九味药配伍,主要具有清热凉血解毒功效,可用于银屑病属"血热风燥证"者,也可以用于治疗天疱疮或者类天疱疮,调节免疫功能。

6. 养阴清热方

[组成] 天冬、麦冬、玉竹、石斛、芦根。

[功用] 养阴清热。

[主治] 热燥伤阴。用于特应性皮炎、慢性湿疹、银屑病等反复不愈,日久伤阴耗血,口干便秘,舌淡苔净或苔光剥之证。

[方解] 天冬,清热降火,滋阴润燥;麦冬,润肺养阴,益胃生津,清心除烦;玉竹,滋阴润肺,生津养胃;石斛,养胃生津,滋阴除热;芦根,清热生津,止呕除烦。五味药组方,补肺、胃、肾乃至全身阴液,可以滋阴润肤。

7. 益气养血方

[组成] 黄芪、党参、太子参、炒白术、茯苓、熟地黄、当归、白芍、丹参。

[功用] 益气养血。

[主治] 气血亏虚。用于斑秃、白癜风、黄褐斑等证属气血不足者。

[方解] 此方相当于八珍汤加减。方中党参、白术、茯苓益气健脾,太子参、黄芪加强补气力量,与党参配伍使用,使提气、升阳、补中、生津均可兼顾;熟地黄、当归、白芍养血;丹参养血活血。全方气血双补,补而不滞。

8. 补益肝肾方

[组成] 熟地黄、山药、山茱萸、炒蒺藜、沙苑子、女贞子、墨旱莲、制何首乌、黄精。

[功用] 补益肝肾。

[主治] 肝肾阴虚。用于脱发、白癜风等证属肝肾亏虚者。

[方解] 熟地黄、山药、山茱萸为六味地黄丸中的补肾药物;潼白蒺藜、女贞子、墨旱莲、制何首乌均有滋养肝血的作用;黄精益气养阴。此方中之药物在补益肝肾时常配合使用。

9. 固表利湿方

[组成] 防己、黄芪、茯苓皮、冬瓜皮、木瓜、车前子。

[功用] 固表利水。

[主治] 卫表不固,风水、风湿。丹毒或下肢感染所致皮肤水肿。

[方解] 防己、黄芪取自防己黄芪汤,防己祛风行水,黄芪益气固表,行水消肿;茯苓皮健脾利水;冬瓜皮利水消肿清热;木瓜化湿活络;车前子利水化湿。诸药共同配合治疗下肢皮肤肿胀。

10. 活血化瘀方

[组成] 水蛭、土鳖虫、丹参。

[**功用**] 活血化瘀。

[**主治**] 血瘀证。用于色素沉着性皮肤病、疾病后期色素沉着、结节等证属血瘀者。

[**方解**] 水蛭,主逐恶血,瘀血,利水道;土鳖虫,主治心腹寒热,血积癥瘕,破血逐瘀,续筋接骨;丹参,凉血化瘀,清心除烦。三者合用,活血逐瘀力量增强,用于血瘀导致的皮肤色素沉着、结节性痒疹、瘢痕疙瘩以及带状疱疹后遗神经症状。

(三) 外治法

中医外治法泛指除口服药以外施于体表皮肤黏膜或从体外进行治疗的方法。外治法简便易行,见效迅速,成本低廉。顾乃芳主要应用药物外治,常用特色制剂有:三黄止痒洗剂、黄柏霜、复方荆参洗液、复方百部洗液、红油膏等。常用的外治法主要包括以下几种。

1. **熏蒸法** 将药物煎汤,熏蒸局部或全身,有解毒止痒、活络除痛、透疹消肿等作用。对于痤疮、玫瑰痤疮、丹毒都可以用药物煎汤汽化熏蒸治疗。

2. **涂擦法** 将配制的药膏或药水涂擦皮疹局部皮肤的治疗方法,一般原则是见水用水,不见水用膏。如湿疹局部渍水或水疱用三黄洗剂加颗粒黄连涂擦,局部皮疹肥厚干燥脱屑,用黄柏霜或氧化锌糊涂擦。

3. **倒膜疗法** 倒膜疗法是针对痤疮的特殊治疗方法。患者痤疮面部经过药气熏蒸和药水药膏涂擦后,用生石膏调温水涂布面部,暴露口鼻,约35分钟后石膏完全凝固后取下。石膏凝固过程中会释放微微的热量,促进皮肤对药膏的吸收,同时生石膏也有消除炎症的作用。每周治疗1次,对痤疮疗效佳。

4. **敷药法** 将鲜药捣烂,或用药末与水、醋、蜜、麻油、猪油、蛋清、凡士林等调和,直接敷于患处,有解毒清热、止痛消肿、止血等作用,或敷于某些穴位,起到特定的治疗作用。如痈、疖或丹毒,用如意金黄散调醋外敷,红肿热痛很快消退。

5. **浸泡法** 用草药配方,熬成汁,浸泡患病部位,有软化皮肤、解毒止痒的功效。如鹅掌风、足癣可用复方荆参溶液浸泡,三伏天每日浸泡1次,连续3年,基本可不再复发。

6. **洗浴法** 用药液浸洗患部,有解毒杀虫、消肿止痒等作用。如头皮瘙痒、丘疹、脱屑,在洗发后应用百部肤康洗剂浸洗5分钟,用清水涤净。可用于脂溢性头皮炎症、头皮银屑病等。

7. **热烘疗法** 热烘疗法是在病变部位涂药后,如红油膏、青黛膏或青雄软膏等,再加热烘的一种疗法。它通过热力的作用,而使局部气血流畅,腠理开疏,药力渗入,从而达到活血祛风以减轻或消除痒感,活血化瘀以消除皮肤肥厚等治疗目的。适应证:适用于鹅掌风、皲裂疮、慢性湿疹、神经性皮炎、瘢痕疙瘩等皮肤干燥、肥厚瘙痒之证。禁用于急性皮肤病。用法:操作时先将药物涂于患部,须均匀略厚,3~4毫米,然后用电吹风吹烘患部,每日1次,每次约15分钟,视皮肤病变部位大小可适当增减时间,烘后即可将所涂药物擦去。

四、预防方法

每一种疾病都有各种发病因素的聚合才得以发生,要想让疾病痊愈,必需创造一定的条件,拆解原致病因素,除了医生的治疗外,患者还要在饮食习惯、生活起居及心理调适各方面积极配合,医患协力才能使疾病痊愈。因此临床需叮嘱患者特定的注意事项。

(一) 饮食

"病从口入",饮食与皮肤病的发生、发展、治愈均有密切关系。饮食失宜是导致皮肤病发生的原因之一。长期节食会导致营养不良,出现面无光泽,甲营养不良,脱发等。过饱,食物不能消化,内有食滞,易发生过敏性皮肤病等。长期饮食偏嗜,易伤脾胃,会导致体质偏颇,引发或加重皮肤疾患,因此医生会建议患者"忌口"。有些患者在治疗一段时间取得显著疗效时,往往因为一时的不忌口,导致疾病卷土重来,近乎前功尽弃。顾乃芳临床上会对经治患者有如下饮食建议。

痤疮患者少食牛羊肉、火锅烧烤、咖啡巧克力、油炸辛辣。疔、痈患者忌肥甘厚腻。湿疹、荨麻疹、银屑病患者避免过食牛羊肉、鱼虾蟹等海鲜腥膻以及蘑菇类。寒冷性多形红斑、冻疮、脉管炎、雷诺病患者应忌食生冷瓜果。日光性皮炎患者忌食野菜灰菜、莴苣、芹菜、菠菜、茴香、雪菜、葡萄柚等光敏性食物。白癜风患者不可长期大量食用补充维生素C的药物。红皮病患者忌食辛辣发物及温燥之品,因大量脱屑致蛋白质丢失,宜高蛋白质饮食,如蛋、奶、瘦肉、豆制品等,同时多饮水,多吃蔬菜水果补充维生素。特应性皮炎等伤阴的皮肤病患者建议多食清肺五汁饮:梨汁、鲜藕汁、荸荠汁、鲜麦冬汁、鲜芦根汁,可以润肺生津、清热泻火、润养皮肤。

(二) 生活起居

自然环境和居住环境对于皮肤病也有一定的影响,如大气污染、紫外线照射及晚睡导致黄褐斑患者增加。不适当地使用保湿护肤品、化妆品，使面部过敏性皮炎及玫瑰痤疮的人群增加。南方海边多湿，容易发生变态反应性疾病，而北方多燥，则多发银屑病。

环境装修、新购汽车、空气清新剂、香水、春季花粉、衣物粉尘、动物毛发、洗衣粉、消毒剂刷手、青草膏等，都会导致皮肤过敏，引发荨麻疹、结节性痒疹、湿疹、浸渍性皮炎、接触性皮炎等。

此外，衣着太紧，化纤内衣紧身不透气或有蕾丝，容易发生摩擦疹、股癣；贴身衣物含有染料、化纤物质等，易引起皮肤过敏；或者化纤衣物不吸油脂和汗液，皮肤易发毛囊炎、浸渍性皮炎、汗斑等。建议贴身衣服穿全棉或真丝材质，利于保护皮肤。戴金属首饰项链摩擦可能导致神经性皮炎。过硬的鞋子可能引发胼胝体、鸡眼、跖疣等。不透气鞋子、不吸汗袜子容易引发脚癣，建议鞋子透气，经常换穿，换下来的鞋晒干后摆入樟脑丸防霉菌，袜子经常烫洗、晒干、勤换。戴帽子要透气，经常戴要注意帽子清洗，否则贴头皮处易引发毛囊炎。

生活是否规律也影响着皮肤病的发生。生活起居无规律，经常熬夜者易患神经性皮炎、痤疮，也会使银屑病、白癜风等疾病加重。因此要避免生活紧张、超负荷压力，作息要规律，早睡早起，适当运动，增强机体调节功能。

禁用过热的水洗澡，随年龄增长，如无出汗尽量减少洗发、洗澡频次。过度洗涤皮肤会导致保护层损伤，更容易引起皮肤瘙痒发疹，引起脱发、毛发干枯。皮肤瘙痒，立即涂止痒药膏及润肤露，减少抓挠皮肤以防破坏皮肤保护层。脚癣患者洗脚时不能搓脚趾丫，防止细菌入侵导致丹毒。

注重养生爱护身体，预防糖尿病、肝病、肾病、肿瘤，避免这些疾病引发皮肤症状。

（三）心理调适

皮肤病和心理有一定的关系，当人体出现过度紧张或者焦虑以及生活压力过大等情绪不稳定的时候，可能会影响到神经系统功能紊乱，免疫及抗病能力降低，从而引起皮肤病的症状出现。如湿疹、银屑病、白癜风、斑秃、神经性皮炎等皮肤病，都有精神因素作为诱因。而且一旦患了皮肤病，不仅瘙痒，还会影响美观和社交，影响睡眠和心情，反过来会加重皮肤病，形成恶性循环。

顾乃芳临床重视患者心理调适。银屑病患者情绪紧张、焦虑、悲观，有的人害怕自己有传染性，会传染给别人，顾乃芳门诊上会放松触摸患者皮疹，让患者感觉亲切，解除紧张感。当复诊患者皮疹中心有自愈倾向，或者皮疹边缘回缩有色素沉着、色素减退出现,顾乃芳都会告诉患者这是好转的倾向。让患者保持积极向上的生活态度,树立治疗信心,保持平和安详的心境,适当体育锻炼,这是促进皮肤病恢复的一剂良药。患有带状疱疹的老年患者因为疼痛会产生恐惧心理,自以为患了某部位的肿瘤,疼痛会导致彻夜难眠。顾乃芳会给患者耐心解释疾病的原因、发展过程和转归。在用药上不仅用搜风止痛、活血通络药,还要配上疏肝理气药和养心安神药,让患者情绪轻松,改善睡眠,自然减轻恐惧和焦虑,也更有利于神经的恢复。严重痤疮患者面部丘疹、囊包、脓肿共存,青春期的孩子会自卑,顾乃芳告诉患者只要不用手抠,经过治疗都会好转,不会留瘢痕,用实际疗效给孩子以信心。还有全身渍水的湿疹患者,患天疱疮的年轻患者,顾乃芳都让他们减轻工作压力,注意休息,最终都治愈了,皮肤病所致心理压力也不复存在。实际临床疗效是使患者建立战胜疾病信心的根本保障。

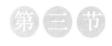

学术思想

一、强调"外症实根于内",辨治注重内因

《外科正宗·序》言:"治外较难于治内何者? 内之症或不及其外,外之症则必根其内也。"这是中医整体观的体现。朱丹溪有论:"欲知其内者,当以观乎外;诊于外者,斯以知其内。盖有诸内者形诸外。"皮肤病是由脏腑蕴毒外发而起,虽生于体表,如失治误治可内传脏腑。因此,皮肤病之治法,合外内之道。顾乃芳牢记其祖父顾筱岩之教导:"疡医务必精内,疮疡大证其形于表而根于内,治外而不治其内,舍本求末,何焉得瘳厥疾。"她在论治中,同样以外之症必根于内立论,从整体观念出发,治病求本。

《疡科心得集》云:"夫病之来也,变动不一,总不越乎内证、外证两端。而其致病之由,又不越乎内因、外因二者。"又云:"治病必求其本。倘不得其本,则失之毫厘,谬以千里;可不慎诸!"皮肤病发病因素中,六淫之邪以热、湿、风、燥影响为大,基于体质湿热或素虚而引发内热、内湿、内风、内燥,其中营血发生了变化,顾乃芳在临床辨治过程中,抓住了皮肤病发生中内因是根本,注意从整个机体的营卫气血、脏腑阴阳来分析证候原因,循因施治。治疗中亦从营血辨治,进一步实证了前人"治风先治血,血行风自灭"的理论。辨证注重内因,内因是内治的依据,这一主导思想使得顾乃芳虽是辨治外在皮损,但却调整内在整体营卫气血、脏腑功能,也是中医治疗皮肤病减少复发的关键。常有患者涂抹激素类药膏皮疹减少或消退,停药后发作更剧,或者服用抗过敏药物,减量即发,一直依赖药物,转求中医。顾乃芳即根据卫气营血、八纲、脏腑辨证,祛除病因,改善体质,力求根除疾病。例如顾乃芳从凉血祛风利湿辨治急性湿疹,减少渗出,减少红斑丘疹再发,逐渐使皮疹消退。从凉血养阴润肤,治疗特应性皮炎,使干燥脱屑肥厚皮损逐渐改善,变薄、变润、变光滑。从益气养血治疗神经性皮炎,滋养肝肾阴辨治黄褐斑,从清热解毒、凉血滋阴辨治红皮病的经验,无不体现其重视整体、重视内因的学术思想。

二、注重营卫气血,辨证首重阴阳

顾乃芳秉承家传,学习《疡科心得集》和《外科正宗》。皮肤科疾病多见斑疹,与心火、血热关系极大,《疡科心得集》之辨治处方亦受叶桂治疗温热病热入营血善用清营凉血散瘀之法的启发和影响,扩大了温病学说的应用范围。

清代医家陆子贤提出,疹的发病机制是热毒入营而导致营卫同病的病变。营卫同病者,体表气机郁滞,细小血络气血运行不畅,热毒无法向外发散。导致人体的血脉在外有气机阻滞、内有血热蕴积的状况下,灼伤津液后导致血行阻滞,形成血瘀,脉道血流受阻,血液就瘀滞在血脉之中,血脉因而充血突起,就形成疹。热毒为阳邪,性质温热,气分高热侵入血脉中而造成血热,热毒进入血络之后,鼓动血液,易使血液溢流脉道之外,形成斑疹。临床上可见斑与疹同时存在的现象,形成疹与斑夹杂出现的临床表现。形成疹的病机是营卫同病,斑则是气营两燔所致。斑与疹的出现可说明热毒已经深至营分、血分。治疗上可以清热凉血或凉血解毒为原则。

顾乃芳对皮肤病辨证,重视营卫气血。临床上无论荨麻疹、湿疹、银屑病、脂溢性皮炎和各种瘙痒性皮肤病均以斑或疹为表现形式,斑疹为表,实则为内里的营卫气血不调,或寒或热,或虚或实,而阴阳为其总纲,阳虚阴盛则寒,阴虚阳盛则热。对于这些疾病的治疗顾乃芳常应用卫气营血辨证的方法与处方,善用清热凉血法,并注意顾护阴液,如凉血的犀角地黄汤、清营汤,滋阴的益胃汤等。

过敏性皮肤病的症状表现为接触过敏原之后皮肤瘙痒和不同程度的皮损为主,其病机为风热之邪未透,郁遏肌腠,郁而化火,热入营血,气机不畅而成疹;或者素体火热内蕴,又复遭风热之邪外袭,内外合邪,热蕴血分,伤阴耗血,血燥生风,致皮疹瘙痒。风热为过敏性皮肤病的病因,而肌肤营卫失调,热入营血或热蕴血分为机体内在反应,治则治法以疏风泄热凉血为主。

湿疹中一部分也与过敏性皮肤病有相同的病因病机,其外因除风热外还有湿邪阻滞肌肤,内因则有脾气亏虚、湿热蕴久、耗伤营血、血燥生风、肌肤失养,治则治法以疏风泄热、凉血祛湿。

荨麻疹的发生关键乃体虚受风,营卫失和,在表为卫阳不畅,卫气、津液不能正常巡行于体表,风邪入于皮肤,不得疏散;在里为脏腑功能失常,营血化生敷布不利,肌肤失养,内外搏结发为痒。卫气怫郁于内不能祛邪外出,亦不能防邪气入侵,病情反复不愈。营卫不和是风邪所致皮肤病的病机关键,临证重视外邪与营卫的关系,遵循"病之气,调之卫"的原则,部分慢性荨麻疹、寒冷性荨麻疹,属卫气不足、卫外失固、腠理不密、外感风寒、营卫不和所致,通过益气固表、调和营卫来辨治,使卫气充、营卫和、风气去、痒自止。

银屑病与寒冷天气变化、上呼吸道感染关系密切,饮食寒热亦可影响斑疹轻重。究其病机,有外邪侵袭,而致机体正邪抗争,皮肤为受邪之地,卫气受损,营血失养,表现为红斑、鳞屑、脓疱或红皮,多以营分证、血分证为主。当营分证兼有痰热、湿阻、瘀血等病理因素时,在气营之间形成阻碍,使营分邪热闭郁,不得外透。造成气机不畅,气血运行受到阻碍,体内多余的热量不能外散,营热壅遏,而致"血热"。何廉臣《重订广温热论》对血分之热主张"清其血热,灵其气机,使无形者令其转旋,有形者令其流畅"。顾乃芳在银屑病治疗上从卫气分热、营分热、血热等层面进行治疗,治疗以清热凉血为主,着重清泻气分毒热,气分毒热得以清泻,波及营血之毒热随之消减。

皮肤痒症依据病因不同分为风痒、湿痒、热毒痒、虫痒、瘀痒、虚痒、情志痒、食痒等证型。就病机而言,无论何种证型均可概述为外邪侵袭或卫气虚损等导致机体营卫不和,气血郁滞,而本质当属卫气郁滞,治疗大法以疏畅卫气、调和气血为其根本,同时兼顾病因。祛风燥湿、活血宁心、健脾化积、杀虫祛毒,本质上是在帮助卫气运行,恢复卫气正常运行是治疗痒症的根本大法。

临床实践表明在皮肤病治疗中运用卫气营血辨证理论能收到良好疗效。卫气营血辨证在皮肤病的治疗中对归纳证型、概括病理、确定病位深浅、判定病情轻重、阐明证候变化以及确立治法处方等均有重要的指导意义。

顾乃芳在临证应用八纲辨证时,强调必首辨阴阳。其祖父顾筱岩曾说"疡科之病,百千万态,首重辨别阴阳,阴阳无误,治必中病""二者辨证若有所失,必然差之毫厘,失之千里"。在皮肤病辨证中,要分清阴阳属性。阳证者,多因火毒而生,其毒浅而来势急。阴证者,多因寒痰瘀凝,其病深而来势缓。既要分清阴阳之所常,又要辨别阴阳之所变。在临床上阴阳错杂转化,有阴从阳化,有阳从阴化,有属阳似阴,也有属阴似阳,因此必须详审,明察秋毫,在治疗上必须随着阴阳转化而灵活变化。要善辨阴阳虚实,掌握阴阳转化规律,不为成法所拘,灵活应变,不然阴阳有误,病情转归大不相同,需要警惕。例如,急性荨麻疹,遇热而痒剧,疹色鲜红,属于阳证、实证,应予疏风清热解表;而慢性荨麻疹,遇冷遇风而发者,属于阴证、虚证,当予益气固表、调和营卫,药证和应,则疾病得解。临床曾见儿童初发血热证寻常型银屑病,有外院医生予应用桂枝等热性药物,致患者皮疹泛发全身而来求治,此乃阴阳误辨所致。

三、主张中西医结合,辨病基础上辨证

顾乃芳经医学院校系统学习,又经过上海瑞金医院进修,对西医皮肤科理论与实践均非常熟稔。认为西医治病,着重辨病,诊断明确,对于疾病的病因、病理研究透彻,治疗方法不断更新发展;中医治病,着重辨证,在辨证基础上治疗,从体质内因调整,卓有疗效。两者各有优势,必须互相结合。顾乃芳临证首先根据西医诊断,再从中医辨证,在辨病的基础上辨证论治,既强调辨识病名、明确诊断的重要意义,又遵循中医辨证论治的基本原则,衷中参西,提高了临床组方用药的精准疗效。

顾乃芳对于皮肤病绝大部分运用中药治疗,脂溢性皮炎、湿疹、银屑病、带状疱疹、真菌性皮炎、丹毒等都是以纯中药治疗,疗效好。只对少数明确是寄生虫感染类疾病(如疥疮、螨虫性皮炎)运用杀虫或抗生素治疗,只偶尔在必要时短期运用弱激素类药膏,如急性过敏性皮炎少量应用曲安奈德益康唑乳膏。但顾乃芳非常注重西医诊断,扎实掌握西医学对疾病的认识,对疾病的病名、临床表现、分型、诊断要点都非常清楚,而且要求学生掌握,向西医学习。对于疑难疾病,诊断不明,顾乃芳也会建议患者去做活检病理检查,明确诊断,而不乱用药。顾乃芳既对中医治疗充满自信,同时也对西医学科学的发展充满信心。

顾乃芳临证组方,善病证结合。无论辨病还是辨证,都重视整体功能的调整,以营卫和谐、气血调和、阴阳平衡为期,以提高机体免疫力为转机。辨病辨证结合包含着局部辨证与整体辨证相结合,也包含辨病基础上辨证。在顾乃芳的临床治疗中,皮疹的局部辨证服从于整体辨证。比如湿疹患者局部丘疹、水疱、渍水,但舌淡有齿痕,苔腻,大便易溏泻,则需整体益气健脾利湿,同时对于局部

皮疹配合运用清热利湿。带状疱疹患者体质有气虚、气滞、血虚、血瘀,故在解毒通络止痛的基础上分别给予益气、理气、养血、活血等药物。

同一疾病,有相同的发病机制、临床表现和类似的发展过程,这些相同点也是辨证中相同的主证,所不同的是次证,也就是患者的病期和体质。清代徐灵胎《兰台轨范·序》中所述:"欲治病者,必先识病之名,能识病名而后求其病之由生,知其所由生,然后考其治之之法,一病必有主方,一方必有主病。或病名同而病因异,或病因同而病症异,则又各有主方,各有主药。"顾乃芳对于皮肤病的临床实践也证实,对同一疾病的治疗,在病机相同的基础上均有一主方,再根据患者的证型不同,予以加减用药。

如湿疹,均有热入营血、湿热蕴肤的病机,顾乃芳以凉血清热利湿祛风组成利湿方(地黄、赤芍、牡丹皮、黄芩、僵蚕、徐长卿、土茯苓),当患者皮疹急发、红斑丘疹水疱渍水,辨证为湿热浸淫,则加用苦参、地肤子、茜草、地榆;若辨证为阴虚血燥,则加用天冬、麦冬、玉竹、石斛;当患者脾虚,则加白扁豆、山药、芡实。如银屑病,表皮基底层角质形成细胞增殖加速、角化过度,有肿瘤特性,鉴于其血热辨证,顾乃芳选择一些既有清热解毒作用、同时又有抗肿瘤作用的中草药,再根据中医理论辨证组方,成"消银方"(地黄、赤芍、牡丹皮、板蓝根、紫花地丁、土茯苓、龙葵、石见穿、蜀羊泉),以此为主方,在临床上加减应用,副作用小,疗效好,从而为中医治疗银屑病开拓了新途径。又如疣,西医认为疣属病毒感染性疾病,顾乃芳治疗各种疣类的经验方含有现代药理证实具有抗病毒作用的板蓝根、马齿苋、薏苡仁、木贼、干蟾皮等中药组成"祛疣方",若患者有气虚,予健脾补气,患者有血热,予清热凉血,加减应用取得了较好的疗效,为中西医结合治疗皮肤病提供了思路。

四、疾病分期治疗,拆解致病因素

疾病发生发展过程中,由于邪气(损伤)和正气(抗损伤)的力量对比变化,使疾病呈现出不同的阶段性。在不同阶段里,病机的主要矛盾会发生变化,治疗也要随之调整。顾乃芳注重疾病分期治疗。如痤疮的治疗,初期面部丘疹、脓疱、色红肿痒,辨证以肺胃蕴热为主,治疗以清泄肺胃积热解毒;后期以痘印隐于皮下、颜色暗红、色素沉着为主,出现血瘀征象,治疗在清热解毒基础上则应加用活血化瘀药物,促进血液循环,使色素沉着快速消退。银屑病前期皮疹色红,皮屑厚,证属血热,治以凉血解毒消斑,后期皮疹变薄,颜色变淡变暗,色素沉着,皮肤干燥,此时血瘀或阴虚之证,根据情况予以活血消斑及养阴润肤。带状疱疹急性发作期应予清热利湿、凉血解毒,皮疹渐消后以神经疼痛或麻痒为主要表现,应予活血化瘀止痛,加速神经修复,减轻痛痒症状。

对于皮肤病的治疗,顾乃芳善于拆解疾病的致病因素。因为每一疾病的产生均有外邪侵袭、内在体质具有易感因素、自然环境条件易于疾病发生发展等因素聚合才会发病。当一一拆解这些致病因素,疾病就会逐渐减轻直至消退。

比如玫瑰痤疮的发生:因为本身皮肤油腻又恣食辛辣热性食物,或者应用营养比较高的保湿护肤品、化妆品、面膜等,补给皮肤过剩的不能吸收的营养,增加了皮肤外来的油脂、湿度,配合面部适宜的温度,本来平时少量寄生的毛囊蠕形螨获得适合繁殖的条件(温度、湿度、营养),导致蠕形螨大量繁殖,超过皮肤荷载量所致。加之皮肤屏障功能受损、免疫性炎症反应及血管神经功能紊乱共同促成玫瑰痤疮的临床表现。寄生虫的繁殖,均有其环境条件。单纯应用抗生素(甲硝唑、盐酸米诺环素)杀虫,可以使微生物数量减少,但是如果环境不除,螨虫仍旧可以再次东山再起、迅速繁殖,这就造成了疾病的反复,日久会导致耐药。顾乃芳应用中药治疗玫瑰痤疮,口服中药治则为:清热解毒、化痰祛瘀。清热解毒应用蒲公英、紫花地丁、野菊花、白花蛇舌草等,清泻肺热用黄芩、枇杷叶等,化痰祛瘀应用生山楂、茶树根、莪术、丹参等,杀虫用百部,祛湿用土茯苓,用川芎、葛根将药引至头面部,用虎杖、决明子通腑促进排毒。相当于西医学杀灭致病源,消除炎症反应,降低皮肤温度,减少皮肤油脂,改善血液循环,带走皮肤代谢产物,从体质上改善皮肤。外用中药三黄洗剂(黄芩、黄柏、大黄为主要成分)通过局部清热解毒、燥湿消炎,消除红疹、收缩毛孔,改善皮肤干湿度等,祛除毛囊虫生存繁殖的微环境。配合护肤宣教,保持皮肤凉爽干燥透气,可以不再复发。如上拆解了玫瑰痤疮的所有致病因素,使得皮肤逐渐恢复。

五、主张顾护脾胃,善从脾胃调治皮肤病

顾乃芳临床重视内因,尤重视脾胃学说,在皮肤病治疗中注意顾护脾胃,并擅长以调理脾胃为指导预防和治疗皮肤病。

脾为后天之本,气血生化之源,脾属土而上受胃积,胃主容纳,脾主消导,运行不息,生化无穷。凡周身气血,遍体脉络,四肢百骸,五脏六腑,皆借此以生养,是谓"得土者昌,失土者亡"。李东垣在其《脾胃论》中有言:"内伤脾胃,百病由生""百病皆由脾胃衰而生"。肺主皮毛,然而土为金之母。土旺能生金,脾胃健运则肺气充实,才能皮毛健康,脾气虚则肺气虚,皮毛卫气不固,脾胃湿热,则肺

蕴湿蕴热,皮毛易生湿疮疖肿。故中医外科尤以调理脾胃为要。

脾主运化,如脾失健运则湿浊内生。皮肤病科患者部分由于平素饮食不节,喜食生冷、荤腥油腻、辛辣酒水,损伤脾胃,致脾胃运化失常,难以运化水湿,致水湿内聚,日久蕴而生热,浸淫皮肤肌肉,轻者发为水疱、湿疹,重则可致疮疡、痈疽、溃烂。疾病反复发作,湿热缠绵,阻滞于中焦,导致脾胃愈加虚弱,运化无权,水湿进一步加重,甚则聚久化痰化瘀,因果相续,病机更为复杂,日久不愈。

西医学也可以解释皮肤病与脾胃之间的关系。当常食生冷,或消化不良,或精神焦虑时,脾胃功能变弱,胃肠黏膜受损伤,使得黏膜上皮及血管通透性增加。同时胃肠功能弱,对多糖和蛋白质的消化能力减低,导致不完全分解产物增多入血,变成免疫原,引发免疫反应。皮肤是重要的排毒器官,故而很多症状体现于皮肤上成为皮肤疾患。

《素问·至真要大论》云:"诸湿肿满,皆属于脾。"《外科正宗》云:"盖疮全赖脾土,调理必要端详。"顾乃芳临床预防和治疗非常注重脾胃这一环节。对于湿邪引起的皮肤病,临床上证见水疱、丘疱疹、搔破渗液,局限或泛发全身者,或起大疱,浸渍糜烂,瘙痒不止者,运脾利湿为常用之法,当患者伴有舌淡、苔水润、纳差,予健脾利湿法,应用白术、豆蔻、扁豆、山药、芡实;若夏日暑热患者舌苔白厚腻,予芳香化湿法,应用藿香、佩兰;若伴有舌苔黄腻,则予清热利湿,应用黄连、苍术、厚朴;若伴有长期腹泻,则清利下焦湿热,应用白头翁汤、地锦草等。在治疗皮肤病的过程中,辨证病机为热的皮肤病,在必须采用清热解毒、清热凉血等法来治疗时,脾胃虚弱者易受损伤,即便患者无明显的脾胃虚寒等症状,用药也需顾护脾胃,并不一味用寒凉药物,顾乃芳善用苏梗、香橼、沉香曲等理气消食之品,一为健脾助运,使脾胃复健;二为消食导积,避免食积日久化湿生痰生热;三为防止寒凉药碍胃。

脾开窍于口,其华在唇,足阳明胃经环唇挟口。脾胃健运,则口唇红润光泽,脾胃失运,则生口唇之疾。所以对于口周疾病,如口周皮炎、剥脱性唇炎等,顾乃芳亦从脾胃论治。例如顾乃芳曾治疗一名口周皮炎的8岁男孩,症见口唇周围边界清晰红斑,干燥脱屑皲裂,瘙痒疼痛,喜用舌头舔舐,证属脾胃湿热,治以清热化湿运脾。用半夏泻心汤加茵陈、薏苡仁,外用黄连麻油涂抹,用药2周,病愈。

李东垣在《东垣试效方》言:"营气者,胃气也,运气也。营气之本,本逆不行,为湿气所坏,而为疮疡也。"无论古今,医者均注意到脾胃与皮肤病之间关系密切。顾护脾胃不仅体现在用药不能伤害脾胃功能上,更体现在从脾胃论治皮肤病,健脾运脾,化湿清利,整体论治,同时叮嘱患者合理饮食,使脾胃功能健康,对治疗和预防皮肤病有积极作用。

六、重视预防调护,强调去除诱发因素

顾乃芳不仅注重药物调护,还重视日常饮食起居、生活习惯调护。

陈实功《外科正宗》言:"凡人无病时,不善调理而致生百病。况既病之后,若不加调摄,而病岂能得愈乎。"又云:"凡病虽在于用药调理,而又要关于杂禁之法,牛、犬、腥膳、腌腊、熏藏之物,俱能作渴;生干瓜、果、梨、柿、菱、枣生冷等类,又能损胃伤脾;鸡、鹅、羊肉、蚌、蛤、河豚、虾、蟹海腥之属,并能动风发痒;油腻、煎、炒、烹、炙、咸、酸厚味等件,最能助火生痰;疮愈之后,劳役太早,乃为羸症,入房太早,后必损寿;不避风寒,复生流毒;不减口味,后必疮痒无度。大疮须忌半年,小疮当禁百日。"朱震亨也曾论述说:"因纵口味,五味之过,疾病蜂起。"

顾乃芳在治疗中也常嘱患者"忌口"。临床中观察到鱼腥发物等在湿疹、荨麻疹、过敏性皮炎发病中的诱发或加重作用,所以对于过敏性疾病更是强调忌口海鲜、河鲜,痤疮患者食牛羊肉、火锅、烧烤、油炸之物好发,银屑病患者食牛羊肉易发。患者情绪焦虑、工作劳累、熬夜也是皮疹发作或加重的诱发因素,临床上均应对患者予以宣教。

顾乃芳面对初诊患者经常"单刀直入",一语切中要害,指出患者诱发或加重疾病的生活习惯。比如学生手指背部的神经性皮炎可能与长期转笔摩擦皮肤有关;扁平苔藓患者可能常用粗糙物刮搔皮疹;成年牛皮癣患者可能最近刚过多摄入了龙虾或大闸蟹;静脉炎患者可能有穿高跟鞋跳广场舞的习惯,小腿丹毒的患者喜欢泡脚时搓脚丫缝……这些看似不经意的生活习惯经常是诱发或加重疾病的根源,也是导致疾病久治不愈的原因。所以,顾乃芳给患者看病时,手边都有一份注意事项,让患者拍照参考。只有给患者讲清楚道理,做好宣教,排除病因,再辅以内外药物治疗,患者方可痊愈。

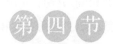

第 四 节

学术特色

顾乃芳师古而不泥古,学今而化裁,不断创新,形成了自己独特的诊疗特色。

一、善从热、湿、风辨治皮肤病

顾乃芳临证善从热、湿、风辨治皮肤病。在六淫致病因素中,顾乃芳认为与疮疡皮肤病有关的,以热、湿、风邪为主,热、湿、风均包括内、外两方面,应审证求因,辨证论治。具体治疗时,又根据兼证的不同,有不同的治疗方法。

"诸痛痒疮,皆属于心",而心主火,所以热邪是皮肤病的主要致病因素。顾乃芳应用清热法,对夹湿、夹风、热入营血及热化火毒的不同,常分为清热利湿、清热祛风、清热凉血、清热解毒等治法。顾乃芳常用卫气营血辨证,治疗采用透达邪气以清热。如治疗湿疹,常采用清热利湿的黄芩、土茯苓,清热祛风的金银花、蝉蜕、徐长卿,以及清热凉血的生地黄、赤芍、牡丹皮;对于痤疮,常以清热解毒的野菊花、蒲公英、紫花地丁配伍黄芩、枇杷叶、葛根、赤芍、牡丹皮等以透邪、疏表、和营。治疗银屑病,采用清热凉血的生地黄、赤芍、牡丹皮以及清热解毒的龙葵、石见穿、蜀羊泉、石上柏、半枝莲。

湿气属土,《素问·五运行大论》曰"土载四行""其性静兼",湿邪的性质决定了它容易兼夹寒、热、暑、风、气郁、痰饮、食滞等其他邪气共同致病的特点。《疡科心得集·辨诸疮总论》云:"夫恶疮,诸痛痒疮,皆属于心;诸湿肿满,皆属于脾。心主血,脾主肉,血热而肉湿,湿热相合,浸淫不休,溃败肌肤,而诸疮生矣。"朱丹溪在《格致余论》中说:"六气之中,湿热为病,十居八九。"朱丹溪在《丹溪心法·中湿》中云:"湿之为病,有自外入者,有自内出者,必审其方土之病源……须对证施治,不可执一也。"顾乃芳临床亦从内外两方面论治湿邪,六淫之中湿邪致病为外湿,脏腑功能失调,水湿停聚致病为内湿,治疗上常因病证的不同,而分为清热利湿、健脾除湿、滋阴除湿、芳香化湿等具体治法。例如对湿疹的治疗,急性湿疹需用清热利湿,应用黄芩、土茯苓、金银花、苦参、地肤子,对于红丘疹水疱、渗液渍水之证,效如桴鼓;对于亚急性湿疹脾胃虚弱者,予苍术、薏苡仁、豆蔻、扁豆等健脾利湿,也会选用藿香、佩兰芳香化湿;对于慢性湿疹,顾乃芳善用滋阴除湿法,利湿日久可能伤阴,疾病僵持再利湿效果不显,此时通过应用滋阴除湿,标本兼顾,使湿去而无伤阴之弊,阴复而无助湿之嫌,在除湿之中应用滋阴之法,独具特色。每于湿疹恢复期,顾乃芳常用天冬、麦冬、玉竹、石斛、芦根滋阴,临床实践证明并无滋腻,反而使皮肤得以滋养恢复。

"风为百病之长""风性善行数变",风邪也是皮肤病常见的致病因素,分外风和内风,顾乃芳治皮肤病常从风辨治。对于临床表现为游走不定、倏起倏消的荨麻疹治以固卫御风,加玉屏风散;长期瘙痒的神经性皮炎,治以养血消风,加八珍汤;起病突然的过敏性皮炎或湿疹,治以凉血消风,予凉血消风散加减;发于头面部的脂溢性皮炎,治以清肺经风热,予枇杷清肺饮;带状疱疹后遗神经痛,治以活血搜风,予止痉散加水蛭、丹参、莪术等治疗。

二、善用清热解毒法

陈实功曰:"病要论久新,法在善于宽治猛治。人之病有新久,势有缓急,如受病之初,元气未弱,有当用猛剂者,切勿养痈为患……但当中病即止,不可太过耳。"顾乃芳以善治疔疮出名,如痤疮、丹毒等病,本为火毒之邪而成,火为阳邪,阳盛则发热,热盛则肉腐,肉腐则成脓,故痤疮可见粉刺、囊疱、脓头,甚至聚合为囊肿,丹毒则见皮肤红肿热痛。顾乃芳治疗痤疮常用清热解毒之品,祛邪外出,如蒲公英、紫花地丁、白花蛇舌草、野菊花、黄芩、鹿衔草等;对由于热毒炽盛、血郁于皮肤的丹毒患者,治以清热解毒、凉血利湿,用紫花地丁、半枝莲、半边莲、鸭跖草,既能清热解毒,又能利湿消肿,并加入牡丹皮、紫草、地榆等凉血清热药物。对于玫瑰痤疮与痤疮治疗相似,下肢结节性红斑与丹毒治疗相似,皆有用到清热解毒法。清热解毒之剂不仅有消除炎症的作用,而且有调节免疫的功效。在银屑病的治疗中顾乃芳也常用到清热解毒法,常用药为龙葵、石见穿、蜀羊泉、紫花地丁、石上柏等,旨在调节免疫,改善局部炎症状态,能使红斑变淡变薄。

三、善用清热凉血法

近代医家治疗血热证皮肤病常借鉴《温病条辨》的犀角地黄汤,凡血热发斑者用其凉血化瘀法,《疡科心得集》在治疗抱头火丹毒、颧骨疔等多处运用犀角地黄汤。顾乃芳以生地黄、赤芍、牡丹皮三味药为凉血方,既往遇病重患者也用犀角,但因其珍稀昂贵而逐渐不能用,后用水牛角替代,但水牛角不易煎煮,腥气重,而且有人过敏,故而弃用。凉血方中生地黄性味苦甘而寒,甘寒入血,有清热凉血、养阴润燥之功,故常用于热病发斑及血热出血证,《本经逢原》载生地黄:"内专凉血滋阴,外润皮肤荣泽。"牡丹皮苦辛微寒,达木郁而清风,行瘀血而泻热,排痈疽之脓血,化脏腑之癥瘕,清热凉血,活血散瘀,去血分郁热,化斑止血,还能退虚热。赤芍味苦微寒,入肝经,清热凉血,祛瘀止痛,消痈肿,散风热,清营,常用于热在血分,身发斑疹。三者配伍,既能凉血清热,又能活血散血。顾乃芳在治疗湿疹、过敏性皮炎、各型银屑病、嗜酸性粒细胞增多性皮炎、重症药疹等以红色斑疹或皮肤大片潮红为主症的血热证皮肤病,均用到清热凉血法和清热凉血方。

或有人问,湿疹为何首先清热凉血?源自金代刘完素提出的湿自热生的论点。《河间六书》曰:"湿本土气,火热能生土湿,故夏热则万物湿润,秋凉则湿复燥干也。湿病本不自生,因于火热怫郁,水液不能宣行,即停滞而生水湿。故风病湿者多自热生。"顾乃芳善用清热凉血祛湿,临床证明疗效显著。

四、善用养阴清热法

滋阴法历来受到医家的重视。医圣张仲景,重视益阴护津,在《伤寒论》中用"胃中水竭""阴虚""亡津液""津液内竭""舌上燥而渴"等来描述伤阴耗液的病理现象,并将养阴方药巧妙地化裁于其他治法之中,为养阴法的临床应用奠定了基础。明代张介宾《景岳全书·火证》曰:"实火宜泻,虚火宜补。"叶天士是温病学说创始人,他在临床上亦创制了清营透热、凉心开窍、辛凉解肌、甘寒生津、咸寒救阴等一整套养阴保阴的治法。先贤为后世皮肤病医家临床应用养阴法的发展开了先河。

顾乃芳传承顾氏外科经验,善用养阴清热法。阴虚可见于多种皮肤病后期,如火热邪毒外侵,灼伤阴津者;或素体阴虚,如糖尿病患者生疮疡者;或久病损阴,如系统性红斑狼疮、毛发红糠疹、白塞综合征、脂溢性皮炎等慢性病患者;或湿疹、银屑病等皮肤病慢性期,皮疹已收敛即将消退,皮肤干燥者。在应用养阴法时注意辨证求因,在治疗本病的基础上加用养阴清热药。顾乃芳常用养阴方:天冬、麦冬、石斛、玉竹、芦根。

临证如见皮肤出现大片潮红,层层脱屑,往往从阴液耗伤、肌肤失养辨证,治以滋阴增液。例如,顾乃芳治疗多例红皮型银屑病患者,患者全身皮肤潮红脱屑,怕冷怕热,瘙痒疼痛,证属热毒入血、血燥伤阴。如仅清热凉血,则有苦寒化燥之弊,反而更易伤阴耗血;如仅滋阴养血润燥,恐敛邪使血热难解。顾乃芳在清热凉血解毒的基础上,给予大剂量滋阴增液之品,如天冬、麦冬、石斛、玉竹、芦根、北沙参等滋润肌肤,攻补兼施以治之。2周后症状即可缓解,皮肤潮红脱屑减轻,治疗2个月后,皮肤基本恢复常色。对于特应性皮炎的儿童,除丘疹、抓痕外,还有皮肤干燥、脱屑、粗糙的表现,顾乃芳常应用养阴清热法治疗,在凉血疏

第二章 学术探析篇

风的基础上,加用天冬、麦冬、石斛、玉竹、芦根五味药颗粒剂冲服,均能获得较好疗效。治疗湿疹,急性期渍水淋漓,应用凉血利湿祛风;疾病后期,渗液日久,阴液已伤,阴伤邪恋,顾乃芳打破传统滋阴可助湿的局限,给予加用滋阴清热法治疗,反而使湿疹愈合更快,标本兼顾,药到病除。顾乃芳对于年老皮肤病患者,热毒伤阴过重,除用草药养阴,还会用龟甲、鳖甲等重镇滋腻,峻补真阴之品,加强滋阴功效。

五、善用活血化瘀法

在皮肤病发病中,有些是因为瘀血而致疾病,例如下肢静脉曲张导致淤积性皮炎;有些因疾病而致瘀血,如痤疮、湿疹、银屑病后期的色素沉着。在疾病的过程中,无论气虚、气滞、血热、湿困、阴液不足,均可导致血瘀,"诸疮原是由气血凝滞而成"。清代唐宗海《血证论》曰:"瘀血不去,新血不生。"活血化瘀也是皮肤病治疗中必要的一环。顾乃芳善用活血化瘀法。

皮疹新发,炎症初起,均有气滞血瘀化热征象,因此,赤芍、牡丹皮凉血化瘀之品,在各种疾病治疗中应用非常广泛,湿疹、银屑病、脂溢性皮炎、丹毒、带状疱疹以及大疱性皮肤病的处方中均有应用。川芎长于理气化瘀,而且其气清扬,常用于面部痤疮、皮炎的治疗,还可以引经。当归、丹参养血化瘀,常用于黄褐斑、斑秃等血虚患者。虎杖、红藤、败酱草通腑祛瘀,辅助排毒,痤疮和玫瑰痤疮常用。益母草利湿解毒化瘀,治疗丹毒取其消肿活血化瘀功效。三棱、莪术破血祛瘀,还能行气止痛,对于聚合性痤疮、背部疖痈患者,应用三棱、莪术可以活血消肿。水蛭、土鳖虫破血逐瘀力强,常与丹参共同使用,用于皮肤病后期色素沉着,促进血液循环,使色素沉着斑快速消退。全蝎、蜈蚣攻毒化瘀,对于带状疱疹后遗神经痛的治疗,配合水蛭、丹参共同使用,祛瘀止痛疗效甚佳。

六、用药轻灵验廉

顾乃芳辨证精准,用药灵活精简。观其处方,药量轻,药味少,在目前医界多有因药效不足而增加药味或药量的,顾乃芳要求自己一个处方最多不过18味药,不用稀有药,如果用便宜的药能够达到同样的疗效,绝不用贵重之药。药量也比较轻,常用草药量9 g,最多不超过15 g,蝉蜕、水蛭最多3 g。儿童普通草药剂量6 g。幼儿一般用药食同源者,3 g左右,3~4味药。

其常用的经验方凉血利湿方仅7味、消银汤仅9味,而有些经验洗方仅4～6味药。而且其用药平淡无奇,没有奇特稀有之药。正所谓"平淡之中见神奇,功夫深处却平夷"。如治疗双手掌汗疱疹急性发作的患者,应用六味草药煎煮泡手:地锦草15 g、地骨皮15 g、椿皮15 g、土茯苓15 g、苦参9 g、地肤子10 g。泡手2周后皮疹全消。又如治疗外阴部多发脓肿患者,汤剂内服处方:地黄12 g、赤芍12 g、牡丹皮9 g、蒲公英15 g、紫花地丁15 g、土茯苓30 g、大血藤15 g、苏败酱15 g、鹿衔草15 g、忍冬藤15 g、川牛膝9 g。外用金黄膏。治疗1例儿童阴囊湿疹,口服药方:茯苓6 g、土茯苓15 g、徐长卿6 g、金银花6 g。外用:青黛散。治疗1例左足趾跖皮肤溃烂红肿的患者,口服药:黄芪9 g、防己9 g、虎杖15 g、益母草15 g、鸭跖草15 g、川牛膝9 g、茯苓皮15 g、冬瓜皮15 g、金钱草15 g、忍冬藤15 g。外用三黄洗剂加颗粒黄连外涂,2周后渍水溃烂已停止,红肿消退,继续用药巩固后好转。顾乃芳组方味简药轻,药物均为临床常用之品,但却奏奇效,进一步验证了顾乃芳辨证之精准,反映出其轻灵验廉的治疗特色,令人敬佩。

为了使有限的药味之药气迅速达到病所,顾乃芳习惯运用引经药。如头面部皮疹用葛根或川芎引经;眼部用青葙子、木贼;鼻部用白芷、辛夷花;咽喉用桔梗;耳轮、乳头用龙胆草;下肢用川牛膝;上肢用桑枝;春季用荆芥、防风;夏季用藿香、佩兰;秋季用桑叶、菊花;冬季用茯苓、豆蔻,等等。引经药的使用,使治疗更加有的放矢。

《外科正宗》中云:"方不在多,心契则灵;症不在难,意会则明。方不心契,症不意会,而欲药与病相应,难矣。治在活法,贵在审详。"顾乃芳遵循顾氏家传"用药如用兵,用兵贵乎精,制度明,则可以一当十;用药贵于精,理法方药,指下了然,便能策动四两拨千斤"的原则,审证求因,用药求精,并求效验便廉,减轻患者负担。

七、擅长外治之法

"外科与内科不同之处,在于内治、外治并重",顾乃芳同样重视外治法。徐灵胎在《医学源流论·疡科论》开篇即言"疡科之法,全在外治",强调了外治之法在疡科疾病治疗中的重要性。皮肤病症多发于皮肤体表,以皮疹、瘙痒为主要表现,局部给药,直中病所,利于邪之早去,对于皮疹消退、减少搔抓、恢复皮肤保护层,有重要作用。顾乃芳除继承中医传统的一些外治法外,在临床实践中,还注重外治的使用方法和时机。不同的皮疹使用不同的外治方法才能取效。

　　对于痤疮、脂溢性皮炎,运用涂擦、倒膜疗法。以外用三黄洗剂药水涂擦,清热解毒消除皮疹效果良好,配合以药膏倒膜疗法,增强药物渗透,明显加速皮疹、脓疱炎症消退。对于湿疹的外用药,当有渍水涂水剂三黄洗剂,无渍水涂药膏为原则,因为糜烂渍水皮疹用药膏不容易收敛,而且不透气,反而引发瘙痒。银屑病只建议外用护肤及止痒治疗,长期应用激素部位的皮疹较不用激素部位自然消退需要时间更长。慢性湿疹和神经性皮炎患者皮损肥厚,以风油膏热烘疗法(依据病情,先将相适应的药膏涂于患部,然后用电吹风烘患部,每次 20 分钟,每日 1 次),有助于药膏渗透,疗效显著提高。鹅掌风或脚癣,以中药土荆皮洗剂夏季三伏天每日浸洗,则容易根治,夏季为真菌性皮炎的好发季节,而且浸泡之水不易迅速变凉,浸泡能使药汁深入皮下,对癣菌有杀灭作用,效果远优于抗真菌药膏。

(刘闰红)

第三章

心得集锦篇

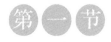

特色药对

顾乃芳在皮肤病的治疗中强调祛湿的重要性,湿不去则余邪不清,病缠绵难愈。临床上,根据湿邪的性质和产生条件,祛湿的中药主要通过以下机制取效:苦寒燥湿、芳香化湿、祛风胜湿、淡渗利湿、通淋利湿。针对不同皮肤病以及皮肤病发展不同阶段,采用不同的祛湿策略。不同功效的祛湿药常以药对配伍应用,经临床实践效果明显。

1. **紫草-地榆** 《神农本草经》《雷公炮制药性论》均言紫草"味苦,性寒,主心腹邪气,利九窍,通水道"。顾乃芳认为,紫草凉血燥湿力量最强,寒能清热,苦能燥湿,可用于痘疹、斑疹透发不畅等。配伍地榆,解毒敛疮,在治疗斑、丘、疱疹,基底色红,伴有舌红,热象明显的湿疹、丹毒、紫癜、银屑病,二者合用凉血燥湿效果良好。

2. **黄连-厚朴(花)** 黄连清热燥湿,泻火解毒,治疗湿热内蕴之症,厚朴既能温燥寒湿,又能行气宽中,为消胀除满之要药,两药配伍,寒温搭配,燥湿力强。临床各种皮肤病,治疗过程中症见舌红苔黄厚腻,当下均以中焦湿热证论治,处方中加黄连、厚朴,舌苔可速化,腻苔去除后撤药。厚朴花较厚朴温燥之力略弱,可酌情选用。

3. **黄连-苍术** 可用于各种皮肤病症见舌尖红苔白厚腻,用法同黄连-厚朴,区别在于苍术运脾燥湿,对于食欲不振、脾湿水肿、寒湿偏胜者选用,疗效佳。

4. **龙胆草-车前子** 龙胆草,清热燥湿,清肝火;车前子,利水渗湿。二者配伍,主治肝胆经湿热,用于目红眵多、耳内黄水湿疮、阴肿阴痒、急性期胁肋部带状疱疹等,气专力宏。

5. **茵陈-薏苡仁** 茵陈清热利湿,治湿热黄疸,小便不利,风痒疮疥。薏苡仁功能利水渗湿,作用较为缓弱,然而因其性属微寒,故可用于湿热内蕴之症,二者配伍去脾经、胆经湿热。湿疮瘙痒,流黄水,真菌感染,病毒疣等伴舌苔薄腻比较常用。

6. **藿香-佩兰** 用于暑湿,两者多配伍使用,化湿醒脾而不燥热。顾乃芳夏季治疗皮肤病,只要见到湿证表现,不论偏寒、偏热,都予以应用,既可以祛脾胃之湿、皮肤之湿,又同时能解暑,一举多得。

7. **苍术-白豆蔻** 主要用于寒湿较重的证候,一般以舌苔白腻厚浊作为选用的依据。苍术温燥而辛烈,燥湿力强,白豆蔻气味芳香,辛温通散,化湿醒脾,兼能行气,与苍术同用,对湿阻气滞作用较好。湿去则脾胃得以健运,脾胃健运则湿无以生。用于脾虚湿阻导致的荨麻疹、湿疹,舌苔清化则停药。

8. **萆薢-黄柏** 萆薢能利水湿而分清泌浊,治疗下焦湿浊郁滞,并能祛风湿而舒筋通络。黄柏清热燥湿,泻火解毒,以除下焦之湿热为佳。两药配伍治疗下焦湿热证。下肢和阴囊部位湿疹多用。

9. **苍术-黄柏** 湿热下注、脚膝肿痛、痿软无力,苍术可配黄柏,二妙散,亦可加牛膝、薏苡仁,加减化裁为三妙丸、四妙丸。下肢湿疹,淤积性皮炎,银屑病下肢肿胀,丹毒,均可应用。

10. **徐长卿-土茯苓** 徐长卿,祛风止痛,止痒,用于风湿痹痛、湿疹顽癣;土茯苓,解毒除湿的同时还可以健脾胃,壮中焦脾土,《本草纲目》曰:“治拘挛骨痛,恶疮痈肿。”徐长卿配土茯苓,对于湿疹、荨麻疹、瘙痒症均有较好疗效。

11. **苦参-地肤子** 苦参,苦寒,逐水消痈。地肤子,苦寒,清热利水止痒,二者配伍,用于以水疱、脓疱、溃水糜烂瘙痒为表现的黄水疮、湿疹、真菌感染等。内服外用均有良效。水湿除则药停。

12. **白扁豆-茯苓** 白扁豆,甘,微温,健脾化湿;茯苓,甘,淡,平,利水渗湿健脾。对于湿疹源于脾虚有湿,伴有胃胀、便溏,扁豆配伍茯苓,起到健脾除湿、利水消肿的作用。

13. **山药-芡实** 山药,芡实,性味甘平。配伍应用,健脾补肾利湿,用于湿疹伴有脾虚便溏,肾虚泄泻,浮肿,多尿。再配合清热燥湿止痒药,清热而不伤正气,使脾虚得补,脾肾健运而湿自去,湿疹逐渐得愈。

14. **野菊花-虎杖** 野菊花,疏风清热,消肿解毒,用于疔痈、湿疹等。虎杖,清热利湿解毒,活血定痛,又有泻下通便的作用,可用于疮痈肿毒、湿热黄疸、水火烫伤等。两药合用,清热解毒,活血消肿止痛,有利于湿热之毒排出。

15. **川芎-葛根** 川芎,入肝经,上行头角,下行血海,活血行气,祛风止痛。葛根,入手足阳明经,升发胃阳,胃阳鼓动则升清降浊,气血活,津液生。川芎、葛根相配,活血行气,引诸药上行头面,起引经作用。

16. **黄芩-枇杷叶** 黄芩归肺、胆、胃、大肠经,苦平,清心肺,主诸痛疮疡。枇杷叶,入肺经,清金降气,能降十二经逆气,化十二经热痰,逆气降,痰热除,怪病不治自愈。二者相配,主清肺热,治疗上焦湿热肿毒、粉刺、痤疮等。

17. **蒲公英-紫花地丁** 两药常相须使用,增强清热解毒、消痈散结的功效。用于疔疮、丹毒、乳痈等症。

18. **白花蛇舌草-鹿衔草-蛇莓** 白花蛇舌草,清热利湿解毒,现代科学研究表明其有双相免疫调节作用,可用于炎症和肿瘤。鹿衔草能补虚益肾,祛风除湿,活血调经。蛇莓,清热凉血,消肿解毒。三药合用,一方面清热解毒,另一方面可以调节免疫,可用于治疗嗜酸性粒细胞增多性皮炎及银屑病。

19. **大血藤-败酱草** 相须使用,均有清热解毒消痈的功效。大血藤擅长活血祛风,败酱草排脓利小便。二者伍用,其效加倍。

20. **威灵仙-夏枯草** 威灵仙泻湿驱风,行痰逐饮,治手顽足痹,老血凤癥,积水停痰。夏枯草凉营泻热,散肿消坚,治瘰疬瘿瘤,头疮破癥,脚肿湿痹。二者配伍,经常用于治疗皮损粗糙肥厚,有软坚散结、使皮损变薄的作用。

21. **仙鹤草-茜草-地榆** 仙鹤草,味苦涩平,收敛止血,退热,健胃。治疗各种血症及劳伤脱力。茜草,味苦微寒,止血行瘀,崩漏、跌打、疮疖俱治。地榆味苦、甘、酸,微寒,止吐衄便溺、崩漏金创诸血。临床清热凉血,治疗皮损色泽鲜红,可仙鹤草配伍地榆,也可茜草配伍地榆。

22. **三棱-莪术** 三棱,苦平,破血祛瘀,行气止痛,为血中气药,善破老血,通经利气,消跌扑损伤诸瘀,软疮疡痈肿坚硬。莪术,苦辛温,为气中血药,三棱功效同,相须使用,用以治疗丘疹、结节、囊肿及瘀血、色素沉着。

23. **丹参-莪术** 丹参味苦,性微寒;功能活血化瘀、通经止痛、清心除烦、凉血消痈。《本草纲目》曰其能"破宿血,补新血"。莪术味辛、苦,性温;功能破血行气、消积止痛、祛瘀消肿。莪术既入血分,又入气分,而偏于行气,丹参侧重活血,二者配伍,气血同调,可加强活血化瘀之功。现代药理学也表明丹参、莪术二者均可以降低红细胞聚集指数、全血黏度等指标,可有效改善血液流变状态。

24. **水蛭-土鳖虫** 水蛭,味咸,平。主逐恶血,瘀血。破血癥积聚,利水道。土鳖虫,味咸寒,主治心腹寒热、血积癥瘕、破血逐瘀、续筋接骨。二者合用,活血逐瘀力量增强,用于血瘀导致的皮肤色素沉着,以及带状疱疹后遗神经症状。

25. **天冬-麦冬-玉竹** 天冬,甘苦,凉,归肺、肾经,清肺降火,滋阴润燥。麦冬,甘,微苦,微寒,润肺养阴、益胃生津、清心除烦。玉竹,甘,平,归肺、胃经,滋阴润肺、生津养胃。天冬、麦冬、玉竹合用,多用于异位性皮炎、湿疹、寻常型银屑病缓解期皮肤干燥脱屑或者红皮型银屑病,清热养阴润肤。

26. **黄芪-党参-太子参** 《神农本草经》记载:"黄芪,味甘微温。主痈疽,久败创,排脓,止痛,大风癞疾,五痔,鼠瘘,补虚,小儿百病。"功效补气升阳、益卫固表、托毒生肌、利水消肿。党参,甘平,补中益气,生津养血。太子参,甘,微苦,性温润平和,补气生津。三者都入脾、肺经,配伍使用,使提气、升阳、补中、生津均可兼顾,增强补气力量。用于表虚不固的荨麻疹,气血不足所致的脱发、斑秃及色素类疾病。

27. **熟地黄-当归** 熟地黄,味甘苦,性温,养血滋阴、补精益髓。当归,味甘辛,性温,补血活血、止痛润肠。二者合用既能补血又能活血,可用于血虚及肾阴不足诸症。如荨麻疹、银屑病、先天性表皮松解症、黄褐斑、脱发等证属血虚、肾虚者均可应用。

28. **龙葵-石见穿-蜀羊泉** 龙葵,味甘苦,性大寒,祛皮肤风热,攻疮毒。石见穿,苦辛,平,治肝炎、赤白带、痈肿、瘰疬,具有活血化瘀、清热利湿、散结消肿的功效。蜀羊泉,味甘寒,清热利湿、解毒消肿、抗癌。三味中药皆可清热解毒、抗肿瘤,在皮肤科可合用治疗银屑病,有调节免疫功效。

29. **生地黄-赤芍-牡丹皮** 生地黄味甘,性寒;功能清热凉血、养阴生津,既入营血分,能清热凉血而消斑,又入肾经,能滋肾阴而降火。赤芍,苦,微寒,归肝经,清热凉血、祛瘀止痛。牡丹皮味苦、辛,性微寒,功能清热凉血、活血化瘀。叶天士云:"热邪不燥胃津,必耗肾液。"热邪久羁于营血,易波及下焦,生地黄可滋补肾阴,又可及时补充津液,防止热邪炽盛,津液耗伤。赤芍、牡丹皮活血化瘀,凉血不留瘀、活血不妄行,尤其适合血热瘀滞者,可防瘀滞之弊。三者合用,可加强清营凉血之功,无论热入营血的实热证还是阴虚发热的虚热证,皆可配伍使用。

30. **乌梅-五味子** 乌梅味酸、涩,性平,功能敛肺涩肠、生津安蛔。《医门八法》曰:"盖乌梅最能补肝且能敛肝。"五味子,味酸,温,敛肺气,纳肾气,生津敛汗,宁心安神。二者配伍,酸涩收敛,主降主入主合,调畅气机运动,防止发散太过,让机体亢奋的免疫炎症反应归于安静,有抗过敏作用。

31. **防风-牛蒡子** 防风,味辛甘,性微温,功能祛风解表、胜湿止痛,兼能升清燥湿。防风是治风之通用药,为风药之润剂,辛能发散,解表散邪,使邪从表而出。牛蒡子,味辛性温,入十二经,主风湿瘾疹、咽喉不利、诸肿疮疡,气味降多于升。二者共用,升散通降相配,能祛风除湿、解毒透疹,治疗荨麻疹、湿疹伴有风热表证者。

32. **桑白皮-地骨皮** 桑白皮,气寒,味甘,入脾、肺经,气降味和,可以固脾气而补不足,清内热而退火邪。地骨皮,味苦,性寒,入肺、肾二经,除热清肺,凉血凉骨。二药合用,清泻肺热,肺主皮毛,热去则肺气清肃,皮肤之热邪也随之清除。可用于治疗痤疮、脂溢性皮炎等辨证属肺热者。

33. **全蝎-蜈蚣** 全蝎,味甘辛,性平,蜈蚣,味辛,温,二者皆有毒,入肝经,功效息风止痉、解毒散结、通络止痛。经常配伍使用,止痉止痛,为中医外科所常用。用于带状疱疹后遗神经痛,疗效佳。

34. **白芍-甘草** 取自芍药甘草汤。白芍,味苦酸,微寒,归肝、脾经,养血敛阴,柔肝止痛,平抑肝阳。与甘草同用,治血虚肝郁、肝脾失和、脘腹挛急作痛,或血虚引起的四肢拘挛疼痛。皮肤科可用于治疗带状疱疹引起的胁肋疼痛,以及银屑病患者肝郁血虚。

35. **延胡索-川楝子** 延胡索,味苦辛,温,归心、肝、脾经,活血、行气、止痛。川楝子,味苦,寒,归肝、胃、小肠、膀胱经,功效行气止痛、杀虫、疗癣。二者配伍用于气滞血瘀、脘腹疼痛,可以增强止痛作用。对于带状疱疹后遗神经痛疗效佳。

36. **茯苓皮-冬瓜皮** 茯苓皮,甘淡,平,利水渗湿,主治肢体、皮肤水肿。冬瓜皮,甘凉,利水消肿,治水肿、腹泻、痈肿。二者食药两用,既可健脾胃,又能消肿利湿,对于湿疹或丹毒所致肢体水肿,可相须使用。

37. **半边莲-鸭跖草** 半边莲,辛寒,归心、肺、小肠经,清热解毒,利水消肿。鸭跖草,味苦,大寒,有清热解毒、行水利尿的功效。二者合用,可治疗下肢感染所致皮肤红肿热痛。

38. **黄芪-防己** 黄芪益气固表,防己辛寒,祛风利湿,通行经络。二者配伍取自黄芪防己汤,益气固表,祛风除湿,治风水与诸湿,身重汗出。常用于下肢瘀积性皮炎或感染所致的皮肤水肿、肢节疼痛、小便不利。

39. **龟甲-鳖甲** 龟甲,味咸甘,性平,归肝肾心经,滋阴潜阳,益肾健骨,养血补心。鳖甲,咸寒,归肝经,滋阴潜阳,软坚散结。二者配伍,滋阴力强,能治热病伤阴、虚风内动、诸痈肿疡,可用于银屑病稳定期滋阴补肾。

40. **牡蒿-银柴胡** 牡蒿,味苦气寒,入肝、胆、肾经,退虚热、凉血、解暑。银柴胡,甘,微寒,清热凉血,退骨蒸潮热,和胃生津。二者可用于治疗面部充血、潮红、毛细血管扩张或光敏性皮炎。

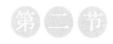

特色制剂

一、制剂选录

（一）鹅掌风泡剂

土槿皮 10 g,苦参 10 g,地骨皮 9 g,明矾 12 g,大枫子肉 9 g,皂荚 1 条,花椒 9 g,茵陈 9 g,醋 1 000 g。上药与醋放在缸内浸泡 1 周后装入塑料瓶内备用,每瓶 1 000 mL(适加防腐剂)。

功用：疏通气血,杀虫止痒。

用法：上述溶剂浸泡外用,每日 2 次,连用 7 日。

（二）消炎灵

苦参、大黄、黄芩、黄柏,各等分,研细末。上药细末 15 g,加 1 000 mL 水,医用苯酚 1 mL,成混悬剂。

功用：清热解毒,收涩止痒。治一切皮肤焮热作痒。

用法：外用。

（三）生肌膏

当归 60 g,白芷 15 g,白蜡 60 g,轻粉 12 g,甘草 36 g,紫草 6 g,血竭 12 g,麻油 500 mL。先将当归、白芷、甘草、紫草入油内浸 3 日,文火煎熬,过滤,复入血竭化尽,次入白蜡,离火冷却放轻粉调匀。

功用：活血去腐,解毒镇痛,润肤生肌。治一切疮疡溃烂,疼痛不已,新肌难生。

用法：外用。

（四）湿疹粉

制炉甘石 90 g,熟石膏 90 g,赤石脂 90 g,锌氧粉 50 g,滑石粉 70 g,共研细末。

功用：收涩生肌。治一切皮肤病滋水淋漓。

用法：外用。

(五) 5％硫黄霜

硫黄粉 5 g，配 5％浓度霜剂，每盒 20 g。

功用：治单纯糠疹、脂溢性皮炎。

用法：外用。

(六) 20％硫黄霜(经验方)

硫黄粉 20 g，配 20％浓度霜剂，每盒 20 g。

功用：杀虫止痒。治疥、阴虱、酒糟鼻、头虱等。

用法：外用。

(七) 一贴灵

嫩松香 360 g，轻粉（水飞）30 g 研细，东丹 60 g，银珠 60 g，蓖麻子油 75 g。先将松香、蓖麻子油炖烊，然后离火搅拌 5 分钟，稍稍冷却，放入东丹、银珠，最后放入轻粉。

功用：消肿止痛，提脓去腐，用于一切阳证，痈疽疔疖。

用法：隔水炖烊摊于纸上，外用。

(八) 生肌白玉膏

石膏 90％，炉甘石 10％。将石膏煅熟研细粉，与炉甘石和匀，以麻油少许调成药膏，再加入凡士林配置成 30％软膏，每支 10 g。

功用：润肤生肌收敛。治溃疡腐肉已尽，疮口不敛者。

用法：外用。

(九) 玉露膏

芙蓉叶研细末 800 g，冰片 50 g，樟脑 100 g。先将凡士林与芙蓉叶粉以 8∶2 比例加热调成膏，然后凡士林离火后，稍冷加入樟脑、冰片配成膏后，每 100 g 芙蓉膏加 3 滴苯酚。

功用：凉血，清热，消肿。用于一切阳证痈疽疔疖。

用法：外用。

（十）疯油膏

轻粉 4.5 g，东丹（广丹）3 g，飞朱砂 3 g。上药研细末。先以麻油 120 g，煎微滚，入黄蜡 30 g 再煎，以无黄沫为度，取起离火，再将药末渐渐投入，调匀成膏。

功用：润燥、杀虫、止痒。治鹅掌风、牛皮癣、皲裂疮等皮肤皲裂、干燥作痒者。

用法：涂擦患处。或加热烘疗法，疗效更好。

（十一）百部肤康洗剂

20％百部，1％樟脑，1％苯酚，0.05％冰片，5％雄黄（樟脑、冰片需 95％乙醇融化后加入）。

功用：杀虫止痒，治皮肤瘙痒、神经性皮炎、疥疮。

用法：涂于患处保留 10 分钟以上洗去。湿疹忌用。

（十二）黄柏霜

硬脂酸 200 g，单硬脂酸甘油酯 72 g，石蜡油 160 g，凡士林 40 g，尼泊金 1 g，苯甲酸钠 4 g，吐温 - 80、10％三乙醇胺 50 g，二甲基亚砜 20 g，黄柏液（1∶4）500 mL。取硬脂酸、单硬脂酸甘油酯、石蜡油、凡士林、苯甲酸钠及尼泊金置容器内，加热 60℃ 使熔化（油相）。再取黄柏液、吐温 - 80、10％三乙醇胺、二甲基亚砜加入水溶液中，并加热至 60℃（水相）。将水相一次加入油相中，并用力搅拌至呈乳状，继续搅拌至冷即成。

功用：清热止痒，治湿疹、皮炎。

用法：搽擦患处，每日 3～4 次。

（十三）痤疮洗剂（经验方）

硫黄、生大黄各 7.5 g，石灰水 100 mL。将硫黄、大黄研细末后，加入石灰水（将石灰与水搅浑，待澄清后，取中间液清水）100 mL 混合即成。

功用：减少皮脂溢出，消炎。治痤疮。

用法：外擦，每日 3～4 次。擦药前先用热水肥皂洗涤患部。

（十四）尿素软膏

尿素 100 g，甘油 200 g，蜂蜡 40 g，无水羊毛脂 100 g，凡士林加至 1 000 mL 制成霜剂。

功用：润肤止痒，治皮肤皲裂、干燥作痒。

用法：外用。

(十五) 玉屏灵

生黄芪 20 g，荆芥 6 g，防风 6 g，焦白术 12 g，黄芩 10 g，乌梅 12 g，细辛 3 g，桂枝 6 g，白芍 15 g，乌梢蛇 10 g，珍珠母 30 g，徐长卿 30 g，红枣 10 g，生姜 30 g。煎汁。

功用：益气固表，调和营卫。

用法：每日 1 剂。

(十六) 烫伤膏

当归 15 g，紫草 6 g，大黄 20 g，地榆 20 g，五倍子 5～10 g，麻油 250 mL。前药与麻油同熬，药枯滤清，将油再熬，入黄蜡 20 g，化尽，倾入碗中，待冷听用。

功用：润肤、凉血、生肌，治烫伤、皲裂。

用法：外用。

(十七) 润肤水

甘油 30 mL，60％乙醇 30 mL，1％氢氧化钾，加水到 100 mL(氢氧化钾先溶于水中，再加甘油、乙醇)。

功用：润肤润燥，治鱼鳞病、皲裂、掌跖角化病。

用法：外用。

(十八) 生肌膏

当归 60 g，白芷 15 g，白蜡 60 g，轻粉 12 g，甘草 36 g，紫草 6 g，血竭 12 g，麻油 500 mL。先将当归、白芷、甘草、紫草入油内浸 3 日，文火煎熬，过滤，复煎入血竭化尽，次入白蜡，离火冷却，放轻粉调匀。

功用：活血去腐、解毒镇痛、润肤生肌，治一切疮疡溃烂，疼痛不已，新肉难生，烫伤。

用法：外用。

(十九) 平胬丹

乌梅肉(煅存性)4.5 g，月石 4.5 g，轻粉 1.5 g，冰片 0.9 g，研细末。

功用：治疮疡有胬肉突出，障碍排脓，可使胬肉平复，起腐蚀平胬之功。

用法：掺疮口。

（二十）红灵丹

雄黄18 g，乳香18 g，煅月石30 g，青礞石9 g，没药18 g，冰片9 g，火硝18 g，朱砂60 g，麝香3 g。除冰片、麝香外，共研细末，最后加冰片及麝香，瓶装封固，不出气，备用。

功用：活血止痛、消坚化痰。治一切痈疽未溃者。

用法：掺膏药或油膏上，敷贴患处。

（二十一）消炎酊

即利用配制三黄洗剂的粗末，用95％乙醇浸泡1周，反复浸泡2次，将2次的浸泡液提取混匀，然后加适量冷开水，使酒精稀释为60％浓度即成。

功用：清热解毒，收涩止痒。治毛囊炎、痱子等。

用法：外用。

（二十二）七三丹

熟石膏7 g，升丹3 g，共研细末。

功用：提脓祛腐。治流痰、附骨疽、瘰疬、头疽等证，溃后腐肉难脱，脓水不净者。

用法：掺于疮口上，或用药线蘸药插入疮中，外用膏药或油膏盖贴。对汞过敏者忌用。

（二十三）五五丹

熟石膏5 g，升丹5 g，共研细末。

功用：提脓祛腐。治流痰、附骨疽、瘰疬等证，溃后腐肉难脱，脓水不净者。

用法：掺于疮口中，或用药线蘸药插入，外盖膏药或油膏，每日换药1或2次。对汞过敏者忌用。

（二十四）八二丹

熟石膏8 g，升丹2 g，共研细末。

功用：提脓祛腐。治流痰、附骨疽、瘰疬等证，溃后腐肉难脱，脓水不净者。

用法：掺于疮口中，或用药线蘸药插入，外盖膏药或油膏，每日换药1或2

次。对汞过敏者忌用。

(二十五) 冲和膏

紫荆皮(炒)150 g,独活 90 g,赤芍 60 g,白芷 30 g,石菖蒲 45 g。研成细末,凡士林、羊毛脂适量,配成 20%软膏。

功用:疏风、活血、定痛、消肿、祛寒、软坚。治疮疡介于阴证和阳证之间的证候。

用法:葱汁、陈酒调敷。

(二十六) 清暑露

金银花 10 g,生薏苡仁 12 g,芦根 30 g,绿豆衣 10 g。上药共煎。

功用:清暑、利湿、解毒。

用法:每日 3 次,每次 30 mL。

二、临床运用经验

(一) 鹅掌风泡剂(土荆皮洗剂、复方荆参溶液)

手足癣,是癣菌侵犯手、足表皮所引起的浅部真菌感染性皮肤病,手足部的解剖及生理学特点,使其成为浅部真菌病的好发部位,致病菌主要是红色毛癣菌、须癣毛癣菌、白念珠菌、石膏样毛癣菌等。多见于成年人,一般单侧发病,临床上具有病程长、缠绵难愈、反复发作的特点。临床上治疗特别困难的是角化过度型的手足癣。

手足癣的中医名称是"鹅掌风""脚湿气"。"鹅掌风"又名"掌心风",相当于西医学的"手癣",以皮肤粗糙、变厚、干裂为特征,因手掌粗糙干裂、形如鹅掌而得名;"脚湿气"相当于西医学的"脚癣",角化过度型脚湿气也有干燥粗糙、冬季皲裂等症状。

中医学认为本病多由外感湿热之毒,蕴积皮肤,或由相互接触,毒邪相染而成,病久湿热化燥,气血不和,肌肤失养,以致皮厚燥裂。发于手掌部,则为"鹅掌风",发于趾丫,则为"脚湿气"。正如明代医家陈实功在所著《外科正宗》中指出:"鹅掌风由足阳明胃经火热血燥,外受寒凉所凝,致皮肤枯槁,又或时疮余毒未尽,亦能致此。初起紫斑白点,久则皮肤枯厚,破裂不已。"在治疗上应采用祛风温经、杀虫解毒、润燥止痒为其主要治则。土荆皮中药浸泡剂治疗手足癣,是顾乃芳的家传验方,用于治疗鹅掌风、脚湿气,尤其对于角化过度型的患者有独特功效。通常用法是在夏季浸泡,治疗手足癣,尤其是角化过度型手足癣。具体用法:在夏季伏天,将药液到入盆中,浸泡手足,每日1次,每次半小时以上,连续浸泡10日为1个疗程,每个伏天使用1~2个疗程即可,病程较长或病情较重者,可连续每年伏天浸泡。复方荆参溶液方中大风子、五加皮、苦参祛风燥湿;花椒、土荆皮杀虫止痒;地骨皮、大黄清热;醋制后可加强药力及湿透力。全方合力起到清热燥湿、杀虫止痒的作用。经过多年临床疗效的观察,患者皮损的症状、体征明显改善,特别对于冬季手足皲裂的疗效最为满意。

药理研究显示,大黄对白念珠菌抑菌能力强;其次是花椒、土荆皮;土荆皮对石膏样毛癣菌的抑菌能力强;花椒、大黄、黄柏具有一定程度的抑菌能力;方中大枫子含大枫子油,具有攻毒杀虫、祛风燥湿之功;醋有软化皮肤、杀虫止痒、解毒之功,可以引药力入肌腠,常为外治方中的引药而增加药物的渗透力,使药物的有效成分能充分逸出,醋酸能改变患部的酸碱度。在酸性环境中,可抑制真菌生长。加醋同用,既可增强中药功效,又能使药液迅速渗入皮肤角质层中,软化病变皮肤,故可获得最佳治疗效果。

复方荆参溶液浸泡治疗手足癣的另一重要特点是夏季治疗,这是中医传统的冬病夏治方法。根据中医理论,天人合一,每年三伏,人体阳气最为旺盛,腠理疏松,经络气血流通,有利于药物的吸收,同时伏天也是驱散内伏寒邪的最佳时机。角化过度型手足癣的冬病夏治就是利用这一有利时机,以中药浸泡,乘伏天的阳气,祛除体内顽固的病邪。

总之,复方荆参溶液治疗手足癣,特别是结合冬病夏治的方法,治疗角化过度型手足癣,经30余年的临床使用,具有满意的疗效,且安全、价廉。

(二) 疯油膏

湿疹是西医学病名,相当于中医的湿疮。根据发病部位不同其名称也不同。发于手足部的湿疹称为"病疮",《诸病源候论》在"病疮候"中有论述:"病疮者,由肤腠虚,风湿之气折于血气,结聚所生。多著手足间,递相对,如新生茱萸子。痛痒抓搔成疮,黄汁出,浸淫生长拆裂,时瘥时剧。"病疮又分为燥病疮与湿病疮,燥病疮为"肤腠虚,风湿搏于血气,则生病疮。若湿气少风气多者,其病则干燥,但痒,搔之白屑出,干枯拆痛",即相当于手足部的慢性湿疹。西医学的手部角化性湿疹皮损多以肥厚粗糙、干燥脱屑、皲裂为主,也可归属于"燥病疮"的范畴。湿疹的病因不外湿、热、风三者,而慢性者多因久病耗伤阴血,血虚风燥,引起肌肤甲错。张志礼就认为本病是"本源于湿,再源于热及风,风、湿、热互结,化燥伤阴",故治宜养血润燥、祛风止痒、收敛生肌。

疯油膏是顾氏外科家传经验方,组方简、便、廉、验,充分体现了顾氏外科的用药特色。全方由轻粉、广丹、朱砂三味药组成,在制作过程中加入麻油和蜂蜡。轻粉又名水银粉,出自唐代《本草拾遗》,性味辛寒,有毒;《本草经疏》论述道"其主瘰疬疥癣虫及鼻上酒皶风疮瘙痒者,皆从外治,无非取其除热杀虫之功耳";唐代孙思邈《备急千金要方》中"治诸疮疥癣,久不瘥者方"即用水银粉和猪脂调敷,取轻粉外用攻毒祛腐、杀虫止痒之效。广丹又名铅丹、东丹,出自《神农本草经》,性味辛咸,寒,有毒;《本草纲目》论述其"能解热拔毒,长肉去瘀,故治恶疮肿毒,及入膏药,为外科必用之物也"。朱砂又名丹砂、辰砂,始载于《神农本草经》,列为上品,性味甘凉,有毒;《本草经疏》中云"丹砂体中含汞,汞味本辛,故能杀虫";《本草正》论述道"朱砂……或上或下,无处不利,故可以镇心逐痰、祛邪降火,治惊痫,杀虫毒,祛中恶及疮疡疥癣之属";而《本草乘雅》更认为"只须朱砂一味,病莫不治,诸药俱可废矣"。麻油,俗称"香油",性味甘凉,具有润燥通便、解毒生肌的功效;《日华子本草》论述道"陈油煎膏,生肌长肉,止痛,消痈肿,补皮裂";唐代著名中医食疗专家孟诜也说其能"敷一切恶疮疥癣,杀一切虫";作为软膏基质,麻油除取其润滑软化作用外,还有保护肉芽组织、减轻刺激、促进上皮细胞再生的治疗作用。蜂蜡又称为蜜蜡,主要有黄蜡与白蜡两种,性味甘淡,平,具有解毒、生肌、定痛的功效;《本草通玄》论述其能"贴疮生肌止痛";作为软膏基质,蜂蜡不仅有润肤、生肌止痛的功效,还可用于调节软膏的硬度,使之有良好的涂布性能。纵观本方,轻粉、广丹、朱砂三味药合用,力专效宏,共奏攻毒祛腐、杀虫止痒之功;而麻油与蜂蜡作为基质,则起润肤生肌之效。加之,热烘疗法可促进气血流畅、腠理开疏,有利于疯油膏药力渗入,从而达到活血化瘀、祛风止痒,以消除皮肤角化肥厚的作用。值得注意的是,方中轻粉、广丹、朱砂三味药均有毒性。中医有"以毒攻毒"之说,尤其历来推崇以有毒药物治疗沉疴顽疾,而且在外用药方面,有毒药物的应用更为普遍。唐代王冰说:"辟邪安正,唯毒乃能,以其能然,故谓之毒药。"明代张景岳也认为:"药以治病,因毒为能。"从临床观察结果来看,疯油膏结合热烘疗法治疗顽固性手部角化性湿疹疗效显著,不良反应亦少见。其基质麻油、蜂蜡是否有减缓诸药毒性的作用,以及个别出现皮肤刺激症状是否与合并热烘疗法有关,尚有待今后进一步探究。

(三) 消炎灵(三黄止痒擦剂)

痤疮属中医"粉刺""肺风粉刺"范畴。《外科启玄》云:"肺气不清,受风而生,或冷水洗面,热血凝结而成。"《医宗金鉴》指出:"肺风粉刺,此证由肺经血热而成。"中医认为,素体血热偏盛是本病发生的内因;饮食不节、外邪侵袭是致病的条件。治疗以疏风清肺、除湿解毒为主。西医学认为痤疮是一种多因素的疾病,其发病机制多与体内雄激素水平及其代谢、毛囊内痤疮丙酸杆菌等微生物的感染、皮脂腺导管的异常角化等密切相关;另外,遗传及精神因素、辛辣甜腻食物及烟酒亦可加重病情,有些外用药物如皮质激素霜、化妆品类也可加重痤疮。目前主要治疗方法是减少皮脂分泌,保持毛囊及皮脂腺管口畅通,使淤积的皮脂顺利排出,以及杀菌、消炎,控制感染。与西药相比,中药价格低廉,不良反应少,更为安全;但中药外用药物剂型种类相对单一,临床运用受到限制。而西药对皮肤刺激大,不良反应明显,且容易复发。

本病因面生丘疹如刺,能挤出白色碎米样粉汁,故名粉刺。《诸病源候论·面疮候》中描述了本病的症状;《外科正宗·肺风粉刺酒渣鼻》指出了病因和治法,如:"肺风、粉刺、酒渣鼻三名同种,粉刺属肺,渣鼻属脾,总皆血热郁滞不散所致……内服枇杷叶丸,黄芩清肺饮。"清代吴谦《医宗金鉴·外科心法要诀·肺风粉刺》的论述则较为全面,如:"此证由于肺经血热而成。每发于面鼻,起碎疙瘩,形如黍屑,色赤肿痛,破出白粉汁,日久皆成白屑,形如黍米白屑。宜内服枇杷清肺饮,外敷颠倒散,缓缓自收功也。"中医认为本病病机多由患者素体阳热偏盛,肺经蕴热,复感风邪,熏蒸面部而发;或过食辛辣肥甘,助湿化热,湿热互结,上蒸颜面而致;或脾虚失运,湿浊内生,郁久化热,灼津为痰,湿热浊痰互结而成。

消炎灵洗剂是顾氏外科家传经验方,由大黄、黄芩、黄柏、苦参4味药组成,味苦、性寒,外用具清热燥湿解毒及干燥收涩的功效。《医宗金鉴·外科心法要诀》中治疗肺风粉刺的颠倒散即由大黄、硫黄组成,大黄味苦性寒,有泻热毒、破积滞、行瘀血之功。黄芩泻实火、除湿热,李杲云:"黄芩,味苦而薄,故能泄肺火而解肌热。"黄柏清热燥湿、泻火解毒,《药品化义》说:"黄柏,味苦入骨,是以降火能自顶至踵,沦肤彻髓,无不周到。"苦参清热燥湿,又能杀虫止痒。四药共用,达到清热解毒、收涩止痒之功效。现代药理研究表明,此类中药具有较广的抗菌范围。文献报道,苦参中的主要化学活性成分为苦参碱、氧化苦参碱及黄酮类等,具有抗病毒、抗炎、抗菌和抑菌等药理作用,其中黄酮类化合物对细菌及真菌都有抑制作用。大黄的游离蒽醌对痤疮主要致病菌有较强抑制作用,其中大黄素对痤疮丙酸杆菌有较好的抑制作用,大黄酸对金黄色葡萄球菌有较强的抑制作用;黄芩具有较强的抑制微生物作用,黄芩中的活性成分黄芩苷、黄芩素、汉黄芩素能抗氧化、抗炎、抗病毒、调节免疫等;其中黄芩苷对金黄色葡萄球菌和痤疮丙酸杆菌有较好的抑菌效果;黄柏具有抗菌、抗炎、抗病毒及抑制免疫的作用。还有研究者在对 14 种中药进行的体外抑制痤疮丙酸杆菌的活性测定中发现,大黄、黄芩、黄柏等 4 味中药表现出良好的抑菌效果,进一步选取 4 个中药的单体成分做抑菌实验测定,结果显示黄柏的有效成分小檗碱抑菌效果最佳。因此消炎灵洗剂治疗痤疮,能使药力直达病所,促进皮损消退。消炎灵洗剂作为顾氏外科的经验方,具有验、便、廉的特点,在临床使用过程中,发现它对炎症性皮损,如丘疹、脓疱、结节等起效特别迅速,值得进一步研究并推广应用。

(四) 清暑合剂(清暑露)

夏季皮炎主要由于夏季高温高湿、出汗过多所致。中医学称之为暑热疮。清代《疡科心得集·申明外疡实从内出论》有记载:"夏令暑蒸炎热,肌体易疏,遇凉饮冷,逼热最易入内。客于脏者,则为痧、为胀;客于腑者,则为吐、为泻;客于肌表者,则为痱、为瘰、为暑热疮、为串毒、为丹毒游火。"暑,夏令之主气,为阳邪,炎热上升。夏季尤其是长夏季节不仅炎热而且多雨,即为"暑多挟湿"。感暑热湿邪而病者常出现身热汗多、食欲缺乏、口渴多饮、心中烦热、小便黄赤、困倦乏力等症。湿热浸淫肌肤,多有红斑、丘疹、水疱或糜烂等表现。故夏季皮炎是因夏季高温,腠理疏松,暑热湿邪客于肌表,熏蒸皮肤,气机不畅,毛窍失于疏泄而致。

夏季皮炎发病机制与湿疹急性期的机制相近,以迟发型变态反应为主,急性期皮损处真皮内以单核细胞和淋巴细胞聚集为主,常出现皮肤毛细血管充血增加,所以皮损以炎症充血为主要表现。清暑露在临床已沿用 20 余年,主要用于治疗夏季皮炎、暑疖、痱子、小儿暑热及预防中暑等,具有清热利湿解毒的功效。夏季皮炎其病位在表,病邪为暑热湿邪,清暑露通过解表利湿、清热祛暑而治疗本病。

清暑露的组方特点:组方精简,重用清热利湿解毒之品,以祛暑湿热邪,并顾护脾胃。方中君药金银花,臣药薏苡仁、芦根,佐药绿豆衣。

金银花,性寒,味甘苦,入肺经。功可清热解毒。《滇南本草》曰:"清热,解诸疮,痈疽发背,丹流瘰疬。"《生草药性备要》曰:"能消痈疽疔毒,止痢疾,洗痔疮,去皮肤血热。"《本草备要》云:"养血止渴,治疥癣。"《重庆堂随笔》曰:"清络中风火湿热,解温疫秽恶浊邪,息肝胆浮越风阳,治惊厥癫痫诸症。"《常用中草药手册》记载:"清热解毒。治外感发热咳嗽、肠炎、菌痢、麻疹、腮腺炎、败血症、疮疖肿毒、阑尾炎、外伤感染、小儿痱毒。"

薏苡仁,性凉,味甘淡,入脾、胃、肾经。功用为健脾、补肺、清热、利湿。《别录》曰:"除筋骨邪气不仁,利肠胃,消水肿,令人能食。"《本草拾遗》云:"温气,主消渴。"《本草纲目》曰:"健脾益胃,补肺清热,祛风胜湿。炊饭食,治冷气。煎饮,利小便热淋。"

芦根,性寒,味甘,入肺、胃经。功用清热、生津、除烦、止呕。为养阴培元之品。《别录》曰:"主消渴客热,止小便利。"《药性论》曰:"能解大热,开胃。"《玉楸药解》云:"清降肺胃,消荡郁烦,生津止渴,除呕下食,治噎哕懊恼。"《四川中药志》云:"治斑疹舌燥及津少。"芦根清热利湿而不伤津、生津而不滋腻,薏苡仁健脾利湿,二者共用,体现了清养的治疗思想。并二者除与君药共奏清热功效之外,还能利湿,顾护脾胃。

绿豆衣,性寒,味甘。功有清暑止渴、利尿解毒、退目翳之效。《本草纲目》曰:"解热毒,退目翳。"《随息居饮食谱》曰:"清风热,去目翳,化斑疹,消肿胀。"方中佐用绿豆衣以加强君臣清热解毒之功效。

金银花,化学成分含有木犀草素、1%肌醇、皂苷及鞣质等。抗菌作用:实验研究结果表明金银花在体外对多种细菌具有较强的作用,如对金黄色葡萄球菌、肺炎球菌、脑膜炎球菌、溶血性链球菌、百日咳杆菌、大肠杆菌、伤寒杆菌、副伤寒杆菌、霍乱弧菌、痢疾杆菌、铜绿假单胞菌和变形杆菌等均有抑制作用。研究结果表明金银花水煎剂能促进白细胞的吞噬功能,金银花水煎剂有抗炎、解热作用,对细胞免疫有抑制作用。研究表明,金银花水提取物对卵清蛋白致敏的小鼠I型变态反应具有一定治疗作用。此外金银花还具有抗病毒、抗氧化、保肝等作用。

薏苡仁,化学成分含薏苡仁酯、薏苡仁素、三萜化合物,并含脂肪油,尚含氨基酸、蛋白质、糖类。药理研究表明,薏苡仁中提取出的有效活性物质,可增强自然杀伤细胞活性,提高免疫功能,具有增强免疫的作用。此外薏苡仁素还具有解热的作用。

芦根,化学成分含维生素 B_1、维生素 B_2、维生素 C、蛋白质、脂肪、酯、碳水化合物等,以及氨基酸、阿魏酸、脂肪酸等多种有机酸,还含多种甾类及多糖类等物质。其中阿魏酸具有抗菌、抗血栓、抗雌激素、抗肿瘤等作用。芦根多糖能够提高人体免疫能力。

绿豆衣,化学成分含丰富的无机盐、维生素。绿豆衣具有抑制金黄色葡萄球菌的作用。

夏季皮炎属中医"暑热疮"范畴,证候偏于暑热,故治疗应重用甘寒,以清热祛暑、益气生津,兼以祛湿。纵观清暑露,全方药物均为甘寒之品,通过药物清热利湿解毒的药效,调理机体,清利暑热,从而改善皮损红斑、丘疹、苔藓化等临床主症。夏季皮炎是一种季节性炎症性皮肤病,通过减少炎性介质的释放,抑制迟发相皮肤变态反应,具有抗过敏作用,能有效缓解局部红斑、丘疹、抓痕等主症。

夏季炎热、潮湿多雨,暑热邪气必挟湿邪。暑热湿邪致病,暑热初袭阳明,易伤津耗气,暑湿困阻脾胃气机,脾胃运化功能失调,证见心烦、夜寐不安、口干、纳差、胸闷、尿黄短涩。"暑病首用辛凉,继用甘寒,再用酸泄酸敛,不必用下"。又因"暑伤气分,湿亦伤气,汗则耗气伤阳,胃汁大受劫烁,变病由此甚多。发泄司令,里真自虚"。清暑露以其甘寒之性来治疗暑病,方中重用金银花清透暑热,引邪达外,缓解暑邪所致心烦、胸闷;辅以薏苡仁清利湿热、健脾和胃,以调畅脾胃气机、保护脾胃运化功能,有效解除心烦、纳差、尿黄短涩;并用芦根清热利尿、生津止渴、除烦止呕,以祛除心烦、口干、纳差、胸闷、尿黄短涩等证;加用绿豆衣清暑利尿、生津止渴,以助祛除暑、热、湿邪所致心烦、口干、胸闷、尿黄短涩等证。心烦、瘙痒、口干等证得到有效缓解后,睡眠亦能得到改善。

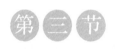

膏方选录

一、膏方概述

膏方是方剂剂型的一种,最早记载于《黄帝内经》。膏方即煎膏,又称膏滋。是将药物加水反复煎煮,去渣浓缩后,加炼蜜或炼糖制成的半液体剂型。其特点是体积小,含量高,便于服用,口味甜美,有滋润补益作用,一般用于慢性虚弱患者,有利于较长时间用药,如鹿胎膏、八珍益母膏等。

膏方一般作滋补调养之用,素质性湿疹、白癜风、黄褐斑、脱发、银屑病、硬皮病、红斑狼疮等慢性、顽固性、消耗性皮肤病应用膏方调治有一定优势,急性皮肤病或慢性皮肤病急性发作,外邪正盛时不适合服用膏滋药。

对慢性复发性皮肤病,能通过服用膏方调整患者的体内环境,使之趋向平衡状态,可明显减少疾病的发作频率和发作强度。如对素质性湿疹患者,患者及其家族成员中常有哮喘、花粉症、过敏性鼻炎和荨麻疹等过敏疾病病史。如在冬季服用膏方调理,不仅能有效缓解患者的临床症状和体征,更能改善患者的高度敏感状态,减少疾病复发的机会,从而具有防治兼顾的效果。

对有碍面容的色素性皮肤病,如白癜风、黄褐斑等,中医药治疗的疗效是持续而稳定的,往往需要相对较长的疗程,膏方药物由于其缓和而持久的剂型特点,更加适合该类患者的治疗。同时注意保持愉快的心情,树立战胜疾病的信心,坚持连续治疗。

二、开具膏方遵循的原则及膏方特点

(一) 整体观念,以表知里

皮肤病虽主要发生于皮肤肌表,但其发生与发展均和体内阴阳变化、气血盛衰、脏腑功能密切相关,即所谓"有诸内必形诸外"。因此中医治疗皮肤病,往往局部与整体并重,着眼于调节整个机体功能,即"治外必本于诸内"。膏方也遵循这一原则。

(二) 重视脾胃,兼补气血

气血在人体生命活动中具有重要的作用,而脾胃是气血生化的源泉。无论是气血的生成,脏腑的濡养,乃至气机的升降出入均与脾胃有着密切关联。所谓"邪之所凑,其气必虚",《金匮要略》有"四季脾旺不受邪"之说,脾胃有病,势必影响其他脏腑的正常功能,脾胃健运则四脏气旺,不为外邪所侮。因此,调补气血、健旺脾胃是调补治病之根本大法。而欲补脾者,健运为要,即在于使脾的运化功能恢复正常。运脾法,是属于"八法"中的和法,具有补中寓消、消中有补、补不碍滞、消不伤正之功用。运脾的作用在于解除脾困,舒展脾气,恢复脾运,达到脾升胃降、脾健胃纳的正常生化之目的。若脾气健运,即使是邪毒内侵,脾能分清泌浊,将所中之"毒"邪排出体外,则可安然无恙。

(三) 重视解毒,以平为期

刘河间认为"六气皆从火化",风寒湿燥,皆易化火、化热,而暑是时令之"热",五气之外还有一个"火"字。《素问·至真要大论》中病机十九条,属火热的记载多达九条。随着自然环境的变迁、饮食结构和生活居住条件的变化等因素导致火热越来越多。首先是自然环境的变化,由于人类社会的发展,空气的工业污染,二氧化碳等温室气体大量排放等,使当今气候发展的整体趋势变暖,夏季炎热,冬季不冷。故而六淫之中的火热之邪为病的概率大增。另外,人们的饮食结构和生活居住条件也发生了有利于火热致病的变化,如饮食中过食膏粱厚味、油腻煎炸之物,致使热毒内生;家居衣被过暖,体质渐壮,也是产生内热的重要原因。内有积热之人,更易感受外邪,即便是感受寒邪,也多呈外寒内热,且易化热入里。因此,现代火热致病的广泛性更甚以往。"火毒"和"热毒"的用药主要还是清热解毒之品,即属苦寒泻火之剂。此外还有攻下泄毒、清营凉血解毒、清化解毒等法,通过不同的祛邪方法来清解、清除、清化"火毒"或"热毒"。在运用清热解毒法时应注意以下几点:① 根据患者的热势轻重及体质强弱,投以适当的药量。寒凉之品用之过重,有损伤脾胃之弊。② 清热解毒当中邪即止,避免用药失误,贻误病情。用药应"无伐天和""勿伐无过"。③ 热证病因较多,病机复杂,因此务必审证求因。《医学心悟》说:"实郁之热,以攻而用,蕴闭之热,以利而用,阴虚血燥,以补而用。风寒闭火,散而清之,伤食积热,消而清之。"

(四) 调补肝肾,固本培元

肝肾为调补之核心。《素问·灵兰秘典论》曰:"肝者,将军之官,谋虑出焉。胆者,中正之官,决断出焉。"《素问·六节藏象论》曰:"肝者,罢极之本,魂之处也,其华在爪,其充在筋,以生血气。其味酸,其色苍。此为阳中之少阳,通于春气。"《灵枢·本输》云:"肝合胆,胆者,中清之府。"《素问·阴阳应象大论》曰:"东方生风,风生木,木生酸,酸生肝,肝生筋,筋生心,肝主目;其在天为玄,在人为道,在地为化,化生五味……怒生肝,悲胜怒。"《灵枢·本神》云:"肝悲哀动中则伤魂,魂伤则狂妄不精,不精则不正,当人阴缩而挛筋,而胁骨不举,毛悴色夭,死于秋。"《素问·经脉别论》云:"饮入于胃,游溢精气,上输于脾,脾气散精,上归于肺,通调水道,下输膀胱。水精四布,五经并行。""少阳(三焦)属肾,肾上连肺。""膀胱者,津液藏焉,气化则能出矣。""肾者,胃之关也。关门不利,故聚水而从其类也,上下溢于皮肤。""肾主骨,肾生髓,诸髓者,皆属脑。"

肾阴肾阳,又名真阴真阳、元阴元阳,真水真火。肾脏为水火之脏、阴阳之宅。肾主水,调节津液输布。肾脏功能失司多见肾阳虚、肾阴虚、肾精不足、肝肾亏虚等。

肝失调达可致肝气郁结、肝气郁热、肝火上炎、肝阴血虚、肝胆湿热等。肝与肾是子母之脏,肝肾同源。肝阴下藏于肾,肾阴上滋于肝。慢性疾病迁延日久,病久耗阴,以致精血不足,故多见肝肾阴虚。在病程较长的疾病中,如慢性荨麻疹、黄褐斑等多见肝气郁结及肝肾亏虚等证型。故在膏方用药时多疏肝理气,补益肝肾,固本培元,才能日趋康复。

重视女性皮肤疾病与经带胎产的关系,心理疏导以调畅情志。患有皮肤疾病的女性往往伴有月经不调、痛经、闭经、产后、乳腺疾病等,如青春痘伴月经先后不定期、痛经等,黄褐斑多发于孕期,育龄期妇女多半乳腺增生等。皮肤疾病特别是碍容性皮肤病会加重女性心理负担,肝气不舒则又加重原有疾病,恶性循环。顾乃芳在诊治时不仅以药物治疗,更会对患者进行心理疏导以调畅情志。并多佐以安神药物,如酸枣仁、夜交藤等,收标本兼治之功能。

(五) 膏方之君臣佐使,以方为单位

膏方也是基于传统中医方剂学理论和实践,顾乃芳善于化裁古代名方,出入于膏方之中。

1. **逍遥散**　本方载于《太平惠民和剂局方》,由甘草、当归、茯苓、芍药、白术、柴胡、烧生姜、薄荷组成。功用:疏肝解郁,养血健脾。主治肝郁血虚脾弱证。方中以柴胡疏肝解郁,使肝气得以条达为君药。白芍酸苦微寒,养血敛阴,柔肝缓急;当归甘辛苦温,养血和血,且气香可理气,为血中之气药;当归、白芍与柴胡同用,补肝体而助肝用,使血和则肝和,血充则肝柔,共为臣药。木郁则土衰,肝病易于传脾,故以白术、茯苓、甘草健脾益气,非但实土以抑木,且使营血生化有源,共为佐药。用法中加薄荷少许,疏散郁遏之气,透达肝经郁热;烧生姜降逆和中,且能辛散达郁,亦为佐药。柴胡为肝经引经药,又兼使药之用。合而成方,深合《素问·藏气法时论》"肝苦急,急食甘以缓之""脾欲缓,急食甘以缓之""肝欲散,急食辛以散之"之旨,可使肝郁得疏,血虚得养,脾弱得复,气血兼顾,肝脾同调,立法周全,组方严谨,故为调肝养血之名方。

2. **玉屏风散**　该方载于《医方类聚》,由防风一两,黄芪、白术各二两组成。功用:益气固表止汗。主治:表虚自汗。本方证为卫气虚弱,不能固表所致。表虚腠理不密,则易为风邪所袭,卫虚失固,营阴不能内守,津液外泄,则自汗恶风。治宜益气扶正、固表止汗。方中黄芪甘温,内可大补脾肺之气,外可固表止汗,为君药。白术健脾益气,助黄芪以加强益气固表之力,为臣药。两药合用,使气旺表实,则汗不外泄,邪亦不易内侵。佐以防风走表而祛风邪,合黄芪、白术则扶正为主,兼以祛邪。本方配伍特点在于:以补气固表药为主,配伍小量祛风解表之品,使补中寓散。其中黄芪得防风,则固表而不留邪;防风得黄芪,则祛邪而不伤正,两者相畏而相使。对于表虚自汗,或体虚易于感冒者,用之有益气固表、扶正祛邪之功。方名玉屏风者,即是根据其功用有似御风的屏障,而又珍贵如玉之

意。玉屏风方具有提高抵抗力的作用,可能有助于提高患者保护自己免受外部致病影响的能力。现代药理学研究提示,玉屏风散通过益气固表,可增强免疫力,改善过敏体质,抑制肥大细胞释放生物活性物质,增强 T 细胞介导的细胞免疫效应,增加 T 细胞数量,改善淋巴细胞转化速度。因此,可广泛应用于治疗各种皮肤疾病,特别是过敏性疾病。

3. **六味地黄丸** 该方记载于《小儿药证直诀》,由熟地黄八钱,山茱萸、山药各四钱,泽泻、牡丹皮、茯苓各三钱组成,功用滋阴补肾。主治肾阴虚证。方中重用熟地黄,滋阴补肾,填精益髓,为君药。山茱萸补养肝肾,并能涩精;山药补益脾阴,亦能固精,共为臣药。三药相配,滋养肝、脾、肾,称为"三补"。但熟地黄的用量是山茱萸与山药两味之和,故以补肾阴为主,补其不足以治本。配伍泽泻利湿泄浊,并防熟地黄之滋腻恋邪;牡丹皮清泄相火,并制山茱萸之温涩;茯苓淡渗脾湿,并助山药之健运。三药为"三泻",渗湿浊,清虚热,平其偏胜以治标,均为佐药。共奏肝、脾、肾三阴并补,以补肾阴为主之效。

4. **八珍汤** 该方载于《正体类要》,由人参、白术、白茯苓、当归、川芎、白芍药、熟地黄各一钱,甘草半钱组成,实为四君子汤和四物汤的复方。功用:益气补血。主治:气血两虚证。本方治证多由久病失治或病后失调,或失血过多,以致气血两虚,而见上述症。治宜益气与养血并补。方中人参与熟地黄相配,益气养血,共为君药。白术、茯苓健脾湿,协人参益气补脾;当归、白芍养血和营,助熟地黄补益阴血,均为臣药。佐以川芎活血行使之补而不滞。炙甘草益气和中,调和诸药,为使药。近几年来,国内学者对八珍汤及其制剂进行了有关药理作用的实验研究,各项试验证明八珍汤对机体的感染,提高防病、抗病能力起着重要作用,并对细胞的免疫有促进作用。通过环磷酰胺破坏小鼠的骨髓造血细胞试验,证明了八珍制剂具有较好的补血作用。

5. **二至丸** 二至丸出自清代汪昂的《医方解集》。其原文曰:"二至丸,补腰膝,壮筋骨,强阴肾,乌髭发。女贞甘平,少阴之精,隆冬不凋,其色青黑,益肝补肾;旱莲甘寒,汁黑入肾补精,故能益下而荣上,强阴而黑发也。"本方由女贞子、墨旱莲组成两味药物组成,具有补肾养肝的功效。传统用于肝肾阴虚具有口苦咽干、头昏眼花、失眠多梦、腰膝酸软、下肢痿软、遗精、早年发白等症的治疗。实验研究发现,二至丸除能增强免疫功能外,还具有抗炎、抗氧化、降血脂、延缓衰老及镇静等作用,这些作用可以充分开发运用于损容性皮肤病的治疗,同时也可能是治疗黄褐斑、白癜风、脱发等损容性皮肤病的部分药理基础。因此,顾乃芳将二至丸与其他方药合用治疗黄褐斑及白癜风等色素沉着性皮肤病。

三、临床膏方举隅

俞女士,39岁。2022年11月19日就诊。10年前分娩后颧骨处出现色斑,逐渐加重,左侧较重,右侧偏轻。初期散见暗色笔尖大小色斑,因久服药物及外治无效,患者精神负担加重,症状愈来愈重,斑片变得黑褐,枯暗不泽。2年前体检发现双乳小叶增生。平素月经正常,经前乳胀。近期容易疲劳乏力,轻微活动即有汗出,无夜间出汗。舌淡红苔少,脉弦细。

处方:

黄芪 150 g	党参 120 g	太子参 100 g	柴胡 120 g
当归 150 g	熟地黄 150 g	川芎 60 g	炒白芍 150 g
炒白术 150 g	制香附 120 g	广郁金 120 g	醋延胡索 120 g
炒川楝子 120 g	水蛭 60 g	丹参 150 g	莪术 150 g
枸杞子 150 g	白菊花 120 g	山茱萸 120 g	山药 300 g
制黄精 150 g	桑椹 150 g	制女贞子 150 g	墨旱莲 150 g
炒蒺藜 150 g	沙苑子 150 g	天冬 120 g	麦冬 120 g
玉竹 120 g	石斛 120 g	芦根 150 g	续断 120 g
百合 150 g	盐杜仲 150 g	鹿角 120 g	

另加以下中药,共制成膏。

高丽白参 100 g	西洋参 100 g	西红花 6 g	三七粉 20 g
龙眼肉 60 g	核桃仁 60 g	黑芝麻 60 g	鲜石斛 250 g
阿胶 125 g	鳖甲胶 125 g	鹿角胶 125 g	冰糖 125 g
蜂蜜 125 g	黄酒 125 g		

2023年2月22日电话随访,患者因服药期间感染新冠病毒,停药一月余,膏方未尽服,目前自汗症状已愈,经前无乳房胀痛。右侧斑片基本消退,左侧斑块大部分消退,面部皮肤有光泽。

【按语】

黄褐斑是一种颜面部出现局限性淡褐色或褐色色素改变的皮肤病。中青年女性多发,统计资料示妊娠妇女有50%~75%可发生黄褐斑,多发生于妊娠中期,虽然大多数在产后1年内消失,但亦有报告30%的患者10年后仍持续存在。30%~47%患者有家族史,男性患者中有家族史的可高达70.4%。本病病因尚不完全明了,主要与激素、内分泌、紫外线、化妆品、药物等有关。正常情况下,黑素细胞产生与分泌的黑素和上皮细胞对黑素的吸收与裂解清除保持平衡状态,当上皮细胞受损或功能低下时,不能及时有效地清除黑色素,而内分泌失调,紫外线刺激强度增加时,造成黑素细胞活性增高,使黑色素过多,沉积于皮肤中,形成色斑。本病的临床特征为颜面部出现局限性淡褐色或褐色色素斑片,对称分布,多发于孕妇或月经不调的妇女。

本病中医称之为"黧黑斑"。顾乃芳认为该患者斑片出现在分娩之后,因产伤出血,气随血脱,耗伤阳气,阳气不能化阴,所以阴寒之气凝聚于面,形成黯色斑点。未经及时调理,加之后来事业、家务繁忙,形成肝气郁结、肾阴亏虚。肝郁则气滞血瘀,肾阴不足则火炽血热,耗津伤血以致血虚血瘀。患者临床症见面色晦暗无华、斑片褐黑,是血脉瘀滞、肌肤失濡的表现。而黑色属肾,说明黄褐斑与肾虚密切相关。故本病主要病理特点为肾水不足,血虚血瘀。黄褐斑病机虽然虚实夹杂,但以虚为主。平素自汗乏力亦是血虚表现。治则强调补肾重于疏肝,养血重于活血,方中八珍汤合用六味地黄丸及二至丸的主要药物成分,共奏补肾养血活血之效。该患者长期肝郁气滞导致瘀血阻滞,瘀滞于面,瘀血症状难消,更使肝气郁结,并出现小叶增生的症状。顾乃芳强调多病并发时,需辨病与辨证相结合,在该患者主诉中,黄褐斑与小叶增生应"异病同治",均需疏肝理气。小叶增生属于西医的乳腺增生病,在中医上称"乳癖",是一种乳腺组织的良性增生性疾病。其特点是单侧或双侧乳房疼痛并出现肿块,乳痛和肿块与月经周期及情志变化密切相关。乳房肿块大小不等,形态不一,边界不清,质地不硬,活动度好,伴有疼痛。本病好发于中青年妇女,其发病率占乳房疾病的首位,是临床上最常见的乳房病。顾氏外科历代医家对乳癖多有论述及治疗经验,从顾筱岩医案中看到先生对乳癖的论述:乳癖症见乳房部结核,形如丸卵,边缘光滑,不疼痛,不发热,皮色不变,皮核不相粘,推之自可移,其核随喜怒消长。此气郁痰凝,流入胃络,积聚不散所致,总宜疏肝理气,开郁散结,化痰通络为法。先生经验:对于本症重在理气,但防疏泄太过,耗散正气。故方中柴胡仅用四分,玫瑰花五朵,橘叶八分,余如香附、青皮亦不超过二钱,旨在以轻清之气味疏理肝气之郁结。顾伯华主编的《中医外科临床手册》认为乳癖的辨证要点为肝郁痰凝证及冲任失调证。逍遥散为主方加减治疗。并辅以鹿角片一钱研末和小金散一钱吞服。故在该患者的治疗中,顾乃芳也用到逍遥散的主药柴胡、当归、白芍,并合用川楝子、香附、郁金等增加疏肝之效,因病程日久,加用水蛭、丹参、莪术等活血破血的药物。并嘱患者注意防晒,避免进食辛辣刺激食物,少饮浓茶、咖啡。少吃含糖较多食物,忌冷饮。不要滥用褪色素药物。保持心情舒畅,力求性格开朗,切忌忧思恼怒,解除思想负担,树立信心。

第四节

优势病种诊疗经验

一、银屑病诊疗经验

银屑病俗称"牛皮癣",中医学称之为"白疕",以"肤如疹疥,色白而痒,搔起白皮"得名,是一种有遗传背景、与免疫反应异常有关的、常见的慢性炎症性皮肤病,可伴有多系统的疾病。临床以红色丘疹或斑块覆有多层银白色鳞屑的皮损为特征。皮肤损害可泛发全身,并累及皮肤附属器和黏膜。较严重病例可发生脓疱、伴关节病变及红皮病。该病病程慢性,易于复发。银屑病病因与发病机制尚未完全阐明,现研究表明其病因涉及遗传、免疫、环境等多种因素,通过以 T 淋巴细胞介导为主、多种免疫细胞共同参与的免疫,反应引起角质形成细胞过度增殖或关节滑膜细胞与软骨细胞发生炎症。由于本病发病率较高,易于复发,病程较长,故对患者的身体健康和精神影响甚大。

(一)承袭古今,阐发银屑病病因病机

古代医家认为白疕的病因多由外感风、寒、湿、热、虫等外邪引起。隋代《诸病源候论》中首次提到:"干癣……皆是风湿邪气,客于腠理,复值寒湿,与血气相搏所生。若其风毒气多,湿气少,则风疹入深,故无汁,为干癣也。"认为银屑病是由风寒湿邪客于体表皮肤腠理,以致肌肤失于气血濡养而导致干燥脱屑。这一观点也被后世医家所认同。陈实功在《外科正宗》中称:"顽癣,乃风热湿虫四者为患……皆血燥风毒客于脾肺二经。"白疕的起因多由外感风热湿虫邪而致,病久则可引起血燥生风。皇甫中则在《明医指掌》中称:"癣亦有五,皆由肺受邪毒,运于四肢,以生肉虫。"外邪袭肺是诱导本病的重要因素之一。《证治准绳》中云:"夫疥、癣皆由脾经湿热,及肺气风毒,客于肌肤所致也。"

从内因来看,血热内蕴、血虚风燥、气血瘀滞是白疕病因病机的本质。初起,多由于血分有热,加之外感风寒或风热,以至于导致营卫不合,气血不畅,热蕴营血,阻于肌肤。朱仁康认为白疕的主要病因正在于"血分有热",若复受外感六

淫，或心烦内热，使血热毒邪内蕴，久病久之，外溢于肌肤，发为病也。血热是白疕发病的直接病因。病久，气血耗伤，营血不足，生风化燥，以致肌肤失于濡养。《医宗金鉴》曰："白疕之形如疹疥……固有风邪客肌肤，亦由血燥难荣外。"血虚风燥是白疕的重要病因病机。清代《外科证治全书》中提到："因岁金太过，至秋深燥金用事，乃得此证。"说明在深秋干燥季节，容易导致白疕的发病及加重。而血瘀既是白疕病变发展过程中所形成的病理产物，亦是致病原因之一。气血运行欠畅，经脉受阻，瘀血凝结，肌肤失之濡养，以致经久不愈。皮损多因长期气滞血瘀而致鳞屑肥厚，而热瘀互结又可致"血受热则煎熬成块"。

纵观历代医家论述，认为白疕的病因多由外感风、寒、湿、热、虫等外邪引起，加之七情内伤；从内因来看，血热内蕴、血虚风燥、气血瘀滞是白疕病因病机的本质。白疕初起多由于血分有热，加之外感风寒或风热之邪侵袭肌肤，以至营卫失和，气血不畅，阻于肌肤而生；或因湿热蕴积，外不能宣泄，内不能利导，阻于肌表而发。患者素体内热，外加饮食不洁，过度劳累，邪毒侵袭犯肺；热入营血，瘀热内结；病久伤阴，血虚风燥。在该病发病过程中，血热、血虚、血瘀并非单独存在，可相互交结，存在于疾病的全程，瘀热或轻或重，或瘀热并重，或瘀热过盛而致血虚。外感邪毒，侵袭肺卫，常为疾病复发或加重的重要因素。

白疕的病因病机，虽包含了血热、血瘀、血燥，但顾乃芳认为"血分有热"为根本，在疾病进程中贯彻始终。

（二）以内治外，辨证施治的治疗特色

顾乃芳结合中医理论基础及多年临床实践，从中医辨证用药出发，在临床上贯彻"以内治外、辨证施治"的顾氏外科特色，坚持顾氏外科对于治疗皮肤病一贯的思想"从整体出发，治病求于本"。秉承着中医治病求本、辨证施治的原则，临床上对于寻常型银屑病的治疗，根据基本病因病机分为血热、血瘀、血燥三型，顾乃芳根据疾病进展规律，总结了银屑病的三步治疗法。

第一步，清热解毒凉血大法。

银屑病初起，热壅血络，燔灼营血，可见皮损颜色潮红、浸润、鳞屑多，且新皮疹不断发展，可伴有瘙痒难忍，咽喉肿痛，心烦易怒，口干舌燥，大便干结、小便黄赤等症状，且舌质红，苔黄腻，脉弦滑数。多见于银屑病的进行期，中医辨证为血热期，对于热入血分，"入血就恐耗血动血，直须凉血散血"，治宜清热解毒，凉血祛风。顾乃芳认为，"血热"是银屑病发病的根本原因，所以清热凉血大法贯彻银屑病治疗的始终，故自拟凉血解毒方"消银一号方"作为治疗银屑病的基础方。

本方由生地黄、赤芍、牡丹皮、板蓝根、紫花地丁、土茯苓、紫草、茜草8味中药组成。方中生地黄、赤芍、牡丹皮取自犀角地黄汤(《备急千金要方》),清热凉血,可治疗热病、温病热入营血等。生地黄,味甘、苦,性寒,养阴生津,凉血养血。赤芍,味苦,性凉,清热凉血,活血散瘀。牡丹皮,味辛、苦,性凉,清热凉血,活血散瘀。三者均主治温病热病热入营血之壮热、身发斑疹、舌红绛、血热妄行、疮疡肿毒等病症。现代药理显示,三者均有调节免疫和抗炎作用,能抑制体液免疫作用、调节T淋巴细胞作用、抗变态反应、增强网状内皮系统功能、抗炎作用。对多种致炎剂所致的毛细血管通透性亢进、渗出和水肿以及免疫性炎症均有显著的抑制作用。

板蓝根,味苦,性寒,清热解毒,凉血清咽。主治时行热病,高热、斑疹、痄腮、咽喉肿痛、肺热咳嗽、口舌生疮等病证。现代药理研究表明其有抗病原微生物、解热、抗炎及增强免疫的作用。紫花地丁,性味苦、辛、寒,归心、肝经,清热解毒,凉血消肿,清热利湿,具有抗菌、抗炎、免疫调节、抗氧化、抗病毒、抗衣原体、抗肿瘤活性等药理作用。土茯苓,味甘、淡,性平,清热解毒,除湿通络,对细胞免疫有抑制作用,有抗炎、抗菌、抗真菌作用。三者均为清热解毒药,具有抗炎、抗病毒等作用。银屑病被认为是自身免疫性疾病,临床用抗肿瘤、抗病毒、调节免疫的中药治疗均有不错的疗效,特别对于鳞屑肥厚的皮损,起到抗炎和抑制增殖作用。

紫草,味苦,性寒,清热降温,凉血透疹。有缓和的退热作用;能抑制毛细血管通透性,有抗炎作用。紫草能抑制细胞DNA合成后期,有类似秋水仙碱样抗肿瘤作用。另外,紫草还有促进凝血作用等。茜草,味苦、性寒,凉血止血,行血祛瘀,主治各种血热妄行之血症,如咯血、呕血、便血、尿血、肌衄、鼻衄等。在犀角地黄汤为君的基础上,佐以二者,助以清血分之热。

第二步,清热凉血,活血散瘀。

银屑病延绵不愈,热毒蕴肤,灼伤津液,阴血亏虚,以致血瘀阻络,皮疹以暗红斑块为主,鳞屑色白干燥,皮损肥厚浸润,似皮革状或苔藓样变;舌质紫暗,可见瘀斑或瘀点,脉涩或沉缓。见于银屑病的退行期,中医辨为血瘀证,治宜活血化瘀,祛风通络。顾乃芳在"消银一号方"的基础上,加用丹参、莪术、三棱等活血逐瘀药,鳞屑肥厚者加夏枯草、威灵仙、山慈菇等软坚散结。三棱、莪术、夏枯草等具有解毒通络、活血化瘀、软坚散结之功效,在凉血的基础上兼顾散瘀,清"热"散"瘀",使斑块变薄、皮损消退。

第三步,养阴清热,益肾固本。

银屑病日久,营血亏虚,化燥生风,病情较为稳定。可见皮损颜色变淡,浸润增厚多呈斑片状,表面鳞屑较薄,干燥皲裂,少有新发皮疹;舌质淡红,苔少,脉缓或沉细。此时为银屑病的静止期,中医辨证为血燥证,治宜养血润燥为主,可选用四物汤等养血之品。顾乃芳在银屑病的恢复期,多选用养阴清热、平补肝肾之品,如知柏地黄丸、天冬、麦冬、玉竹等,清热而不伤阴,攻邪而不伤本。

(三)重视脾胃调护及精神调摄,倡导身心合一

在银屑病的整个治疗过程中,顾乃芳始终重视脾胃的调护。"脾胃者,后天气血之本,补此则无不补矣。"脾为气血生化之源,若用药过寒或饮食不节,致使脾失健运,升降失司,阻滞气机,则精微气血不能濡养肌肤。若患者舌苔厚腻,痰湿内生,加二陈汤祛痰化湿;若舌光剥无苔,大便干结,加增液汤养阴清热,增液行舟。此外,顾乃芳也特别注意银屑病患者情志的变化,在诊治过程中不断悉心开导患者,保持良好作息,建议患者可以每日练习太极拳、五禽戏等强身健体,舒畅情志。有研究表明,精神因素是银屑病发作或加重的重要诱因之一。银屑病患者存在银屑病个性特征及严重的焦虑、抑郁等负性情绪;性格特征、精神因素、负性情绪与银屑病的发生与发展相互关联,直接影响着疾病的治疗与预后。

二、毛囊虫皮炎诊疗经验

毛囊虫,即寄生于人体毛囊或皮脂腺的蠕形螨。毛囊虫皮炎是由蠕形螨寄生引起的皮肤毛囊和皮脂腺的慢性炎症,也称蠕形螨病,是临床常见病。随着社会发展,人员流动交往密切,毛囊虫在人群中的感染率越来越高。毛囊虫的寄生与年龄增长呈正相关,据统计,成年人面部毛囊虫的寄生率达 97.68%。它可定植于正常人皮肤,成人皮肤小于 5 条/平方米的密度而不发病,在一定条件下皮肤屏障功能受损,毛囊虫密度增加,则可引起痤疮、酒渣鼻、毛囊性糠疹、毛囊炎及睑缘炎等表现,并与玫瑰痤疮的发病有密不可分的关系。顾乃芳对诊治毛囊虫皮炎有独到见解。

顾乃芳认为,毛囊虫皮炎诊断至关重要,常见患者曾被误诊为过敏性皮炎,或者由于误治而叠加激素依赖性皮炎,导致反复治疗不愈。若要明确诊断,首先要明确了解毛囊虫皮炎的临床表现和检验方法。

毛囊虫皮炎好发部位为颊、鼻部、鼻周、额颞部、颏、下颌;颈部、胸背部及头皮也可受累,偶尔也见累及睑缘毛孔或其他部位皮肤。客观皮损表现包括:红斑性丘疹、脓疱、结节、蜕皮、炎性斑块、毛细血管扩张、水肿等,严重者几种皮损

同时存在。主观感觉包括：瘙痒、蚁行感、烧灼感、紧绷感等。日晒、环境温度升高、进食辛辣食物或热饮、感情冲动是毛囊虫皮炎的诱发或加重因素，中年女性患者皮疹常在月经期前加重。

顾乃芳建议临床上体格检查见如下体征：面部皮肤毛孔粗大，潮红、多油；持久性的红斑丘疹伴毛细血管扩张，尤其见鼻翼两侧鼻唇沟的红斑和毛细血管扩张；或脓疱、结痂，伴有毛囊口细薄的干燥鳞屑；或酒渣鼻；颏部多发毛囊炎；或严重的面颈部散在红斑伴有睑缘炎；以及面部有脓疱的激素依赖性皮炎均应考虑毛囊虫感染，均应进行毛囊虫镜检。

刮取鼻部或颏部皮脂腺分泌物涂于载玻片上，滴一滴石蜡油，显微镜镜检，低倍镜下可发现活的蠕形螨。显微镜检查蠕形螨阳性有助于确诊。若镜检呈阴性，而临床表现疑似，仍可按毛囊虫皮炎以中药治疗，因为在中医辨证和治疗原则上没有太大区别。镜检阴性可能与取材部位及方法有关。

在毛囊虫皮炎的中西医结合治疗上顾乃芳有独到的经验。对于不同的临床表现，根据严重程度采取不同的治疗策略，单纯西药治疗易反复，而中医辨证治疗有特色，两者优势互补。中医辨病仍沿用"酒渣鼻"病名。中医辨证分别以肺胃蕴热证、热毒炽盛证、痰瘀热凝证为主。肺胃蕴热证者口服中药清肺胃热：黄芩、枇杷叶、葛根、野菊花、蒲公英、紫花地丁、白花蛇舌草、鹿衔草等；热毒炽盛证者予大血藤、蒺藜清热，热重者加紫草、茜草，伴湿气重者，加白豆蔻、薏苡仁化湿；痰瘀热凝证者在清热基础上予丹参、莪术、三棱、陈皮、半夏等化痰散瘀，并用生山楂改善油质皮肤。

除口服中药外，对红斑灼热的患者，外用金银花煎水冷敷（以纱布蘸 4℃冷药汁拧至不滴水为度，冷敷，每日 1 次，20 分钟，分为 4 个 5 分钟完成）。严重的患者，监测肝功能正常情况下，予西药：甲硝唑片口服，200 mg，每日 3 次；或盐酸米诺环素 50 mg，每次 2 粒，每日 2 次，口服。2 周为 1 个疗程。

毛囊虫皮炎治疗效果与患者的日常皮肤护理密切相关。对于毛囊虫皮炎患者，想要了解正确护肤方式，首先要知道毛囊虫的生活习性及致病机制。

毛囊虫常群集寄生于正常人的毛囊和皮脂腺内，以脂为食，喜温喜湿，25～40℃ 是其适宜生存范围，最适宜温度是 37℃，100℃ 开水 10 分钟即可将其烫死，耐酸碱，不耐乙醇。故皮脂腺分泌旺盛、温度湿度适宜的面部是其主要寄生部位，惊蛰后气温升高，适宜毛囊虫繁殖，皮炎易发作或反复。毛囊虫可通过直接接触和共用盥洗物品传播。

近年来面部美容，护肤品、化妆品、面膜的使用，也是毛囊虫皮炎多发的重要诱因。毛囊虫与有脓疱的激素依赖性皮炎也有密切相关性。

皮肤的温度、湿度、油脂、血液循环、防御功能与发病严重程度关系密切。对于诊断了毛囊虫皮炎的患者,日常护理需放在首位:① 禁用油质护肤品和保湿面膜,保持面部透气、干爽,避免利于毛囊虫寄生的湿热环境和油脂营养环境。② 经常用开水烫洗毛巾、枕巾,消毒杀虫。③ 物理防晒。④ 防止交叉感染。不与他人共用毛巾、脸盆等盥洗物品。⑤ 不随意使用激素类外用药。

对于毛囊虫皮炎的防护,顾乃芳指出:正常人体皮肤表皮角质层对微生物有良好的屏障作用,当前一些美容护肤方法会导致表皮防御功能降低。如:过度的洁肤产品可使皮肤表皮的结构遭受破坏,使皮肤浅层剥脱。在此基础上涂抹营养保湿型护肤品或油脂、敷各类保湿面膜,为微生物创造了滋生繁殖的条件,皮肤抵抗力与致病因素之间的平衡被打破,使蠕形螨泛滥致病,这是目前毛囊虫皮炎发病率上升不可忽视的原因,应引起医务人员的警惕。只要医患双方在防治上合力破坏蠕形螨的繁殖环境,恢复肌肤抵抗力,就能使毛囊虫皮炎得到有效控制。

（刘闰红　蔡希　吴怡峰　傅燕华　潘陈彬　王冬梅　唐烨）

第四章

验案撷英篇

一、带状疱疹

带状疱疹是由潜伏在体内的水痘-带状疱疹病毒再激活所致。多发于春、秋季节,在疲劳、抵抗力下降时易发作,以成年患者居多。带状疱疹一病在中医文献中记载很多,诸如《医宗金鉴·外科心法要诀》之"缠腰火丹",《诸病源候论》之"甑带疮",《疡医大全》之"白蛇串",《外科启玄》之"蜘蛛疮"等,临床以皮肤上出现成簇水疱、呈带状分布、痛如火灼等为主要表现。

带状疱疹的发生可由肝经湿火、脾经湿热或外感毒邪,湿热火毒蕴积肌肤而成;年老气虚者,正不胜邪,经络不通而致疼痛剧烈,病程迁延。

顾乃芳急性期常以疏肝清热、化瘀止痛为大法,以龙胆泻肝汤为基础。用龙胆草、柴胡、黄芩疏肝清热,泻肝胆湿热之郁火;生地黄、赤芍、牡丹皮凉血活血;板蓝根、马齿苋、薏苡仁、土茯苓、木贼等清热解毒利湿,抗病毒;白芍甘草缓急止痛;当归、丹参、桃仁、水蛭、土鳖虫、延胡索、川楝子活血通络,理气止痛。皮损发于头面眼角者,常加入谷精草、木贼、石决明等;皮损发于手臂者加桑枝;皮损发于下肢者,常加入黄柏、牛膝等。

部分免疫功能低下或年老体弱患者常于皮损消退后遗留顽固性的带状疱疹后遗神经痛,病程持久,疼痛剧烈,甚则彻夜难眠。顾乃芳认为,根据中医理论"不通则痛",施治应以益气活血、散瘀通络止痛之品,使经络疏通,气血流畅,则疼痛得止。

带状疱疹后遗神经疼痛,病程迁延,疼痛剧烈,久病伤气,气虚则无力推动血之运行致血行迟缓,脉道不通或通而不畅,以致血液郁滞而凝为瘀血。故治当以益气扶正为主,配合活血通络,共奏益气通络、活血止痛之效。

案例 1

李某,女,70 岁。

初诊:2018 年 4 月 4 日。

主诉:左胸背部皮疹 10 日,伴疼痛。

现病史:患者 10 日前外出旅游归来后发现左侧胸背部出现丘疱疹,逐日增多,成簇带状分布,并伴有刺痛感。未经治疗,现基地部潮红,丘疱疹部分融合成片,疼痛甚,伴口苦口干,烦躁,寐纳差,大便干结,小便黄。

检查:左侧胸背部大片红斑,成簇丘疱疹,部分已结痂。舌质红,苔黄腻,脉弦数。

中医诊断：蛇串疮（肝胆湿热证）。

西医诊断：带状疱疹。

辨证：肝胆湿热，蕴阻肌肤。

治则治法：疏风清热，利湿解毒。

处方：

龙胆草 9 g	栀子 9 g	生地黄 9 g	赤芍 9 g
牡丹皮 9 g	生薏苡仁 9 g	黄芩 9 g	土茯苓 30 g
板蓝根 15 g	柴胡 6 g	白芍 15 g	甘草 6 g
夜交藤 15 g	珍珠母 15 g	延胡索 9 g	川楝子 9 g

14 剂。医嘱其饮食清淡，注意休息。水煎，取汤汁 400 mL，分早晚温服。

二诊：2018 年 4 月 18 日。皮疹已结痂干燥，色素沉着。偶有疼痛。舌质红苔薄白，脉细。上方去龙胆草、栀子、板蓝根，加丹参 15 g、莪术 15 g，活血化瘀，14 剂。

案例 2

章某，女，86 岁。

初诊：2019 年 10 月 6 日。

主诉：左胸红疹水疱疼痛 2 个月。

现病史：患者 2019 年 8 月左胸出现簇状小水疱红斑，逐渐增多，条索状分布，伴有严重胸部疼痛。皮疹经治疗消退，胸前神经痛明显，夜不能寐。大便 7～8 日一解。

检查：左胸部仅见色素沉着，无红斑水疱。舌红苔薄，脉细。

中医诊断：蛇串疮（气滞血瘀证）

西医诊断：带状疱疹后遗神经痛。

治法：疏肝理气，化湿止痛。

处方：

柴胡 10 g	白芍 15 g	甘草 6 g	茵陈 15 g
薏苡仁 15 g	白豆蔻 6 g	莪术 15 g	丹参 30 g
水蛭 3 g	土鳖虫 10 g	全蝎 3 g	延胡索 15 g
川楝子 10 g	王不留行 15 g	路路通 15 g	酸枣仁 15 g
首乌藤 15 g	珍珠母 30 g		

14剂。

甲钴胺0.5 mg×1盒,每日3次,每次0.5 mg,口服。

外用:扶他林软膏1支,涂擦患处,每日2次。

二诊:2019年10月20日。左胸皮肤痛明显减轻,仍有阵发疼痛。大便日行,仍干燥。

上方加三棱15 g、决明子15 g,14剂。

 案例3

何某,女,83岁。

初诊:2018年4月4日。

主诉:左上肢皮疹1个月,伴疼痛。

现病史:患者1个月前起左上肢出现丘疱疹,并伴有刺痛感。外院诊断为带状疱疹,予抗病毒、营养神经治疗后皮损已消退,但左上肢、肩背部疼痛难忍,寐差。

检查:左上肢色素沉着。舌质黯红,苔薄白,脉弦。

中医诊断:蛇串疮(气滞血瘀证)。

西医诊断:带状疱疹。

辨证:年老体弱,血虚肝旺,感染毒邪,气血凝滞。

治则治法:疏肝理气,活血止痛。

处方:

柴胡6 g	白芍15 g	甘草6 g	桑枝9 g
延胡索9 g	川楝子9 g	王不留行15 g	丹参15 g
全蝎3 g	水蛭3 g	莪术15 g	夜交藤30 g
珍珠母15 g	酸枣仁9 g		

14剂。医嘱:饮食清淡,注意休息。水煎,取汤汁400 mL,分早晚温服。

二诊:2018年4月18日。疼痛较前缓解,夜间能入睡,纳呆。舌质黯红苔薄白,脉弦。上方加焦神曲9 g,14剂。

【按语】

西医学认为带状疱疹多由水痘-带状疱疹病毒感染引起。春秋季节容易发病,皮损特点为数个簇集性水疱群、排列成带状、沿周围神经分布,可发生于皮肤任何部位且多呈单侧性,常伴有神经痛。目前,对本病遗留神经痛无较满意疗法。

本病属中医学"蛇丹""蛇串疮""缠腰火丹"范畴。《外科准绳·缠腰火丹》

曰:"腰生疮,累累如珠何如,名缠腰火丹""初生于腰,紫赤如疹,或起水疱,痛如火燎"。在辨证论治方面,《医宗金鉴·外科心法要诀》曰:"其有干湿不同,红黄之异。属肝、心二经风火者,治宜龙胆泻肝汤;属脾、肺二经湿热者,治宜除湿胃苓汤。"患者发病较新,多属肝郁化火,以龙胆泻肝汤为基础,加金铃子汤、白芍甘草汤疏肝理气、缓急止痛。

带状疱疹起因是正气虚弱,正不胜邪,邪毒虽去,但瘀血留滞,脉络阻塞,不通则痛。故气凝滞,脉络阻塞不通,为带状疱疹后遗神经痛的主要原因,其病位在"血分"。治疗本病的着眼点在于一个"痛"字。施治多以活血散瘀通络之品,使经络疏通,气血流畅,疼痛得止。常以柴胡、白芍、甘草行气疏肝柔肝;佐以制川楝子、延胡索、郁金等理气止痛之品,使气血流畅,血随气行,开塞通瘀而止痛;生地黄、赤芍、牡丹皮凉血,配合三棱、莪术、当归、川芎、桃仁、丹参、赤芍等活血通络;生黄芪益气、托毒外出,又能推动血运,促进瘀血活化之功效;对顽固性疼痛甚则彻夜难眠者,酌加全蝎、蜈蚣、珍珠母等破血消瘀、重镇止痛;对患侧疼痛肿胀者,加入王不留行、丝瓜络等通络止痛,往往能收到较好的止痛效果。

带状疱疹后遗神经痛多发于年老体弱或免疫功能低下患者,根据临床体会,老年人患本病,遗留神经痛者较多见,甚至有的长达半年不愈。年龄越大,神经痛越剧烈(可能与气血亏虚有关)。凡遇带状疱疹当尽早采取有效的治疗措施,以免延误病情。因为一旦病毒累及神经产生纤维包裹,其病理表现常常为不可逆转,所以活血化瘀的早期应用,可减少和避免神经的炎症粘连和纤维包裹,常可杜绝或减少后遗神经疼痛的产生。方宜柴胡疏肝散为基本方,加丹参、全蝎、水蛭等破血逐瘀药通络止痛;夜交藤、珍珠母、酸枣仁安神助眠。

二、扁平疣

疣是由人乳头状瘤病毒感染皮肤黏膜所引起的良性赘生物。扁平疣多由HPV-2、HPV-3、HPV-4、HPV-10等所致,属于中医"扁瘊"范畴。好发于颜面、手背和前臂,皮损呈米粒至黄豆大圆形或椭圆形扁平丘疹,质硬,可多发,搔抓后皮损沿抓痕呈串珠样排列,即自体接种反应。本病总由血虚风燥,复遭风、湿、热毒之邪相乘,而致气血瘀滞、外搏肌肤而生。治疗以清热解毒散结为主。

案例

杨某,女,28岁。

初诊：2018 年 1 月 17 日。

主诉：面部扁平丘疹 5 年。

现病史：患者 5 年多来面部皮疹逐渐增多，伴轻微瘙痒感，曾在外院予激光治疗，皮疹仍起，反复发作。

检查：两面颊见粟粒至绿豆大小黄褐色扁平丘疹，表面平滑。舌质淡红，苔薄白，脉细。

中医诊断：扁瘊（热毒蕴结证）。

西医诊断：扁平疣。

辨证：气血不和，腠理不密，外感毒邪，熏蒸肌肤而发。

治则治法：清热解毒，活血散结。

处方：

生地黄 9 g	赤芍 9 g	牡丹皮 9 g	水蛭 6 g
土鳖虫 9 g	丹参 30 g	三棱 15 g	莪术 15 g
川芎 6 g	葛根 9 g	马齿苋 30 g	木贼 12 g
金银花 12 g	板蓝根 30 g	土茯苓 30 g	生薏苡仁 30 g
夏枯草 9 g	威灵仙 9 g		

14 剂。嘱其饮食清淡，注意休息。水煎，取汤汁 400 mL，分早晚温服。

二诊：2018 年 1 月 31 日。病情同前。舌质红，苔薄白，脉细。上方去夏枯草，加山慈菇 15 g、石榴皮 15 g，28 剂。嘱患者用多余药汤汁于皮损处外擦，直至微微泛红即可。

三诊：2018 年 2 月 28 日。皮疹逐渐变平脱落。舌质红，苔薄白，脉细。原方续服 28 剂。

四诊：2018 年 3 月 28 日。皮疹大部分消退，有少量粟粒至米粒大小扁平丘疹。舌质红，苔薄白，脉细。上方加平地木 15 g。

【按语】

扁平疣是由人乳头状瘤病毒引起的皮肤病。属"疣"的一类型，中医文献中，明代陈实功《外科正宗》中对其有详细描述，认为是"忧郁伤肝，肝无荣养，以致筋气外发"，夹有热毒火邪，以致气滞血凝而成。中药用清热解毒、活血化瘀方为主。方中木贼、马齿苋、生薏苡仁、土茯苓、板蓝根清热解毒；水蛭、土鳖虫、丹参、三棱、莪术活血化瘀；夏枯草、威灵仙、山慈菇、平地木软坚散结；石榴皮收敛。

三、丹毒

丹毒，系由乙型溶血性链球菌感染引起的皮肤、皮下组织内淋巴管及其周围组织的感染性皮肤病。其特点是突然起病的局限性水肿性斑片，皮肤发红色如涂丹，故中医学也称为"丹毒"。发于下肢者称为"流火"；发于头面部者，称为"抱头火丹"；发于躯干部者，称"内发丹毒"。

下肢丹毒的发作与下肢皮肤破溃口感染关系密切，由脚癣引起者比较多见。患者多有泡脚时搓脚丫的习惯，细菌顺破溃口逆行侵袭淋巴管，形成炎症，表现为红肿热痛，或伴有全身发热等全身症状。治疗必须首先祛除病因，改变泡脚搓脚丫的习惯，积极治疗脚癣，包括中药浸泡和抗真菌药外涂。同时，中药口服清热解毒、利湿消肿、活血化瘀，共奏消炎通络之功。

案例 1

李某，男，59 岁。

主诉：右下肢胫前红肿疼痛 1 周。

现病史：患者有脚癣，右第三、第四脚趾缝间溃烂，1 周前突发右下肢红肿，疼痛，走路不便，摸皮温升高，无发热。

检查：右下肢胫前约 13 cm×8 cm 红肿区域，皮温升高，触痛。边界清楚。舌淡红，苔黄腻，脉滑。

中医诊断：丹毒（湿热下注证）。

西医诊断：急性网状淋巴管炎。

辨证：热毒壅结，湿热下注。

治则治法：清热解毒，利湿通络。

处方：

黄柏 6 g	川牛膝 15 g	苍术 9 g	生薏苡仁 15 g
当归 12 g	蒲公英 15 g	板蓝根 15 g	紫花地丁 15 g
土茯苓 30 g	苦参 6 g	地肤子 10 g	鸭跖草 15 g
草薢 10 g	半边莲 15 g	木瓜 10 g	冬瓜皮 15 g
茯苓皮 15 g	益母草 15 g		

14 剂。

外用：土荆皮合剂浸泡，每日 1 次；莫匹罗星软膏＋盐酸特比萘芬乳膏，外用,涂脚丫。

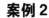 **案例2**

沈某,男,77岁。

初诊:2018年6月20日。

主诉:左足背红肿3周。

现病史:患者有足癣史,平时未积极治疗。3周前外出旅游劳累后,左足背红斑、肿痛,行走欠利未予治疗。局部红肿、触痛明显,无发热。寐纳可,小便色黄、大便干结。

检查:左足背局部水肿性斑片,色黯红,局部肤温稍高,触痛(+),足第四、第五趾缝间糜烂。舌质红,苔黄腻,脉弦数。

中医诊断:流火(湿热下注证)。

西医诊断:急性网状淋巴管炎。

辨证:素有脚气,外染毒邪,湿热下注,外泛肌肤。

治则治法:清热解毒,利湿消肿。

处方:

黄芪15 g	防己9 g	牛膝9 g	木瓜9 g
半边莲15 g	益母草15 g	茯苓皮15 g	冬瓜皮15 g
鸭跖草15 g	虎杖15 g	萆薢15 g	生地黄15 g
赤芍15 g	牡丹皮15 g	蒲公英15 g	紫花地丁14 g
土茯苓15 g			

7剂。嘱其注意休息,积极控制脚癣。水煎,取汤汁400 mL,分早晚温服。

二诊:2018年6月27日。左足背肿胀消退,色泽褐色,稍有触痛,二便调。舌红苔薄,脉弦。上方去益母草加仙鹤草15 g,续服14剂。

三诊:2018年7月11日。左足背皮疹基本消退,无疼痛不适,行走自利,症情痊愈。

【按语】

丹毒是一种边界清楚,焮热肿胀并迅速扩大的急性感染性疾病。《外科大成》言:"丹毒者,为肌表忽然变赤,如丹涂之状。"中医认为,丹毒以血热火毒为患,依发病部位不同而夹风、湿、热、火毒或胎热火毒。患者素体血分有热,火热之毒蕴结,又因肌肤破损导致毒邪侵入而成。

顾乃芳治疗下肢丹毒,基本思路是由清热、利湿、解毒、消肿、活血、通络几个部分组成,生地黄、赤芍、牡丹皮清热凉血,苍术、黄柏、土茯苓清热化湿,川牛膝引经,并引热下行,气虚者以黄芪防己汤益气化湿消肿,配合以茯苓皮、冬瓜皮、车前子健脾利水消肿,板蓝根、蒲公英、紫花地丁清热解毒,虎杖、益母草活血消瘀,全方重用清热解毒凉血之品,佐以健脾除湿、利尿通络,使毒邪去而络脉通,肿消痛减,病证乃愈。再以外用药治疗脚癣,如意金黄膏清热解毒消肿。综合治疗,把导致丹毒的各个因素分解掉,皮疹快速消退,而无复发之虞。

四、光化性皮炎

光化性皮炎是一组长期、慢性的以对阳光敏感为特征的疾病。最突出的典型症状是暴晒后,出现大面积的肿胀红斑、丘疹或红色斑块、病变部位皮肤粗糙增厚,且伴有明显的瘙痒。多见于面部、颈部、前臂等暴露在日光下的部位。急性期呈现大面积肿胀的红斑,慢性期表现为变平肥厚的丘疹、斑块,严重者转为苔藓样变。属于中医"日晒疮"范畴。

案例

单某,女,27岁。

初诊:2018年1月10日。

主诉:面部皮疹、口唇干燥反复7年,近1周加重。

现病史:患者2年来每逢春夏季节面部即出现皮疹伴瘙痒,天气转凉后逐渐好转。近日外出郊游后面部及手臂出现皮疹,瘙痒明显。口服抗过敏药后症状稍有缓解。面部仍有红斑,经日晒后加重。

检查:面部红斑、丘疹,伴有轻度糜烂、渗液、结痂。舌质红,苔薄,脉细弦。

中医诊断:日晒疮(湿热蕴结证)。

西医诊断:光化性皮炎。

辨证:湿热内蕴,复受阳光毒热之邪,外泛肌肤。

治则治法:清热凉血,祛风利湿。

处方:

生地黄9g	赤芍9g	牡丹皮9g	僵蚕9g
黄芩9g	徐长卿9g	土茯苓15g	金银花9g
蝉蜕6g	仙鹤草15g	地榆9g	银柴胡6g
地骨皮9g	青蒿9g	乌梅6g	五味子9g

苦参 9 g　　　　地肤子 15 g

14 剂。维生素 B₆,1 日 3 次,1 次 2 粒。

医嘱:忌口芹菜、芥菜、马兰、菠菜等光敏性食物,避免紫外线照射。水煎,取汤汁 400 mL,分早晚温服。

二诊:2018 年 1 月 24 日。经治疗明显好转,面部红斑转黯红,无渗液,仍有瘙痒。舌质红,苔薄,脉细。上方加秦皮 9 g,14 剂。

三诊:2018 年 2 月 7 日。面部黯红,口唇干燥。舌质红,苔薄,脉细。上方去仙鹤草、地榆,加天冬 9 g、麦冬 9 g、玉竹 9 g,14 剂。

四诊:2018 年 3 月 7 日。皮损基本消退,口唇仍有脱皮。舌质红,苔薄,脉细。上方加石斛 15 g、芦根 15 g。续服 1 个月。

【按语】

光化性皮炎,多发于夏季,于日光照射暴露部位后出现皮损。本病多为患者素体腠理不固,外受日毒而发斑疹。方中用利湿方加清热凉血药,仙鹤草、地榆、银柴胡、地骨皮、青蒿等养阴清热;湿热消退后,加天冬、麦冬、玉竹养阴清热,保护津液。

五、冻疮

冻疮又称为冻疮红斑,发生于寒冷季节,通常为手指、足趾、外耳等处出现的紫红或蓝紫色损害,遇热后常发生瘙痒、灼热感和疼痛,严重时可发生大疱瘀斑或溃疡。属于中医"冻疮"范畴。

 案例

陈某,男,42 岁。

初诊:2018 年 12 月 26 日。

主诉:四肢寒冷 3 年,伴眩晕。

现病史:患者诉 3 年前无明显诱因下出现四肢发冷,冬季尤盛,瘙痒性红斑,无雷诺现象,时有手指远端关节疼痛,近期诉时有头晕。二便调,寐纳可。

检查:手指远端麻木。舌淡红,苔薄,脉细。

中医诊断:冻疮(寒凝筋脉证)。

西医诊断:冻疮。

辨证:气血亏虚,寒凝筋脉。

治则治法：益气养血,祛风通络。

处方：

黄芪 15 g	防己 9 g	丹参 30 g	益母草 15 g
半边莲 15 g	桂枝 9 g	白芍 15 g	炙甘草 6 g
金雀根 15 g	藤梨根 15 g	威灵仙 9 g	路路通 15 g
川芎 6 g	葛根 9 g	潼蒺藜 9 g	白蒺藜 9 g
黄精 15 g	枸杞子 9 g		

14 剂。水煎,取汤汁 400 mL,分早晚温服。嘱患者肢端注意保温。

二诊：2019 年 1 月 9 日。服药 14 剂,经治疗病情同前。

处方：

黄芪 15 g	熟地黄 9 g	白芍 15 g	炙甘草 6 g
桂枝 9 g	川芎 9 g	葛根 9 g	潼蒺藜 9 g
白蒺藜 9 g	黄精 9 g	枸杞子 9 g	山茱萸 9 g
怀山药 15 g	丹参 30 g		

三诊：2019 年 1 月 24 日。服药 14 剂,经治疗好转,头晕改善,大便干结。上方去山药,加决明子 9 g。

【按语】

《外科启玄》有云："受其寒冷,致令面耳手足初痛次肿,破出脓血,遇热则发烧,亦有元气弱之人,不耐其冷者有之。"巢元方在《诸病源候论》中载："嫩赤疼肿,便成冻疮,乃至皮肉烂溃,重者支节堕落。"寒为阴邪,主凝滞、收引,乃寒邪外袭,客于肌表,气血凝滞,则肌表失于温阳,而致肌表不温,甚至肌肤坏死。该患者四肢寒冷,头晕不适,乃气血不足、寒凝筋脉之症,方中黄芪、丹参益气养血,桂枝汤温经通脉,金雀根、藤梨根、威灵仙、路路通祛风通络,潼蒺藜、白蒺藜、黄精、枸杞子补肾填精,川芎、葛根改善椎动脉供血,缓解头晕不适。

六、湿疹

湿疹是一种由多种内外因素引起过敏反应的急性、亚急性或慢性皮肤病。其特点为多形性皮损,有渗出倾向,呈弥漫性分布,常对称发作,瘙痒剧烈,反复发病,且有演变成慢性湿疹的倾向。中医文献中记载的"浸淫疮""湿癣""湿毒疮""旋耳疮""绣球风""奶癣""四弯风"等都属于本病范围。隋代《诸病源候论·疮病诸候·浸淫疮》中描述："浸淫疮,发于肌肤。初生甚小,先痒后痛而成疮。

汁出浸溃肠肌肉,浸淫渐阔,乃遍体。"《诸病源候论·疮病诸候·湿癣候》中说:"湿癣者,亦有匡郭,如虫行,浸淫,亦湿痒,搔之多汁成疮,是其风,毒气浅,湿多风少,故为湿癣也。"类似于急性湿疹的临床表现和病因病机。湿疹的病因有内因、外因,以内因为主,总由禀赋不耐,风、湿、热邪阻滞肌肤所致。常因过食辛辣肥甘,酗酒海鲜,脾失健运,内生湿热,或贪凉饮冷,多食生冷水果,损伤脾阳,寒湿滞脾,水湿内生,郁久化热。加之眠少生火,风湿热水蕴积肌肤之间,泛发全身。湿邪重浊缠绵,留于肌肤转为慢性,再遇外邪,便会急性发作。湿热蕴久,耗伤阴血,阴血亏损,湿邪化燥化风,肌肤失养,形成慢性湿疹,更加难以痊愈。小儿患者,常因父母过敏体质,或先天体弱,脾气不健,水谷难化,蕴积湿浊,湿从火化,日久生风,引发皮肤瘙痒皮疹。除发湿疹外,常伴有鼻塞喘咳,症状此起彼伏。

 案例 1

蒋某,男,25 岁。

初诊:2019 年 6 月 23 日。

主诉:全身反复皮疹瘙痒 6 年。

现病史:患者 6 年前军训时期穿雨衣后皮肤发生瘙痒,此后反复出现全身皮疹瘙痒,严重时搔抓溃水。

检查:躯干四肢丘疹、结节、溃破、结痂。舌淡苔白腻,脉细。

中医诊断:湿疮。

西医诊断:痒疹型湿疹。

辨证:湿热火毒。

治则治法:凉血解毒,祛风利湿。

处方:

生地黄 15 g	赤芍 15 g	牡丹皮 9 g	黄芩 12 g
僵蚕 10 g	徐长卿 15 g	土茯苓 30 g	金银花 10 g
蝉蜕 3 g	藿香 6 g	佩兰 6 g	首乌藤 30 g
乌梅 6 g	五味子 6 g	野菊花 10 g	虎杖 15 g
茯神 15 g	酸枣仁 15 g	天冬 10 g	麦冬 10 g
玉竹 10 g			

14 剂。

消炎灵加颗粒黄连,5 包,外用。

炉甘石洗剂加颗粒黄连,5 包,外用。

二诊:2019 年 7 月 7 日。上方去天冬、麦冬、玉竹,加丹参 15 g,14 剂。

三诊:2019 年 7 月 21 日。面红,皮疹发作。上方加牡蒿 10 g、银柴胡 10 g、14 剂。外用金银花 15 g、白菊花 10 g,冷敷。

案例 2

汪慧,女,26 岁。

初诊:2018 年 1 月 22 日。

主诉:全身红斑淌水半年。

现病史:患者半年来无明显诱因下全身红斑、水疱、淌水、瘙痒。

既往史:系统性红斑狼疮 7 年。目前泼尼松片 5 mg,每日 1 片。硫酸羟氯喹片 100 mg,每日 2 次,每次 1 片。稳定中。

检查:全身散在红斑丘疹、水疱、溃破、渍水、黄痂。舌尖红,脉细。

中医诊断:湿疮。

西医诊断:急性湿疹。

辨证:湿热火毒。

治则治法:凉血清热,祛风利湿。

处方:

生地黄 15 g	赤芍 15 g	牡丹皮 9 g	黄芩 12 g
僵蚕 10 g	徐长卿 15 g	土茯苓 30 g	金银花 10 g
蝉蜕 3 g	苦参 9 g	地肤子 10 g	首乌藤 30 g
乌梅 6 g	五味子 6 g	茯神 15 g	酸枣仁 15 g

14 剂。

炉甘石洗剂加颗粒黄连 3 包、土茯苓 1 包、黄芩 1 包、黄柏 1 包、苦参 1 包、地肤子 1 包,混合外用涂患处。

金银花 10 g,白菊花 10 g,冷敷,7 剂。

二诊:2018 年 2 月 5 日。红斑变暗,小水疱,结痂。上方加苍术 9 g、黄柏 6 g、牛膝 15 g、鸭跖草 15 g,14 剂。外用同上。嘱忌水。

三诊:2018 年 2 月 19 日。躯干、四肢、脐周丘疹,红斑,色素沉着。大便稀。上方续服 14 剂。

四诊:2018 年 3 月 5 日。全身红斑渍水已明显减轻,腋下臀部仍有渍水。四肢皮肤脱屑,大便不成形,夜寐欠安。舌尖红,苔薄黄。上方加北沙参 9 g、麦冬9g、玉竹9g、芦根9g,口服;金银花9g、菊花9g,煮水冷敷腋下、臀部。酮替芬片,每晚1粒,口服。

五诊：2018年3月19日。皮疹较前减轻,瘙痒轻,睡眠较前好转。检查：双肘黄色结痂,臀部破溃溃水。上方加丹参30g、莪术15g,14剂。外用：炉甘石洗剂加颗粒黄连(臀部)。氧化锌(肘部)。

六诊：2018年4月2日。双耳、腋下、臀沟黄痂溃水。上方加石榴皮15g、黄柏9g,去沙参、麦冬、玉竹,14剂。炉甘石加颗粒黄连5包,外用。金银花、白菊花,冷敷。

七诊：2018年4月16日。双耳、腋下、臀部硬痂,溃水。上方去黄柏,加薏苡仁9g,14剂。消炎灵加颗粒黄连5包。金银花加白菊花冷敷。氧化锌加橄榄油,外涂。

八诊：2018年4月30日。皮疹较前减轻。上方加茯苓9g、山药9g,14剂。

九诊：2018年5月14日。皮疹进一步好转。右腋下皮疹结痂,面积缩小。上方去苦参、地肤子、芦根,加天冬、麦冬、玉竹、太子参各15g,28剂。氧化锌加橄榄油。

十诊：2018年6月11日。皮疹进一步好转,腋下阴部少许皮疹结痂。上方去薏苡仁,加北沙参15g,14剂。

十一诊：2018年6月25日。腋下皮疹大部分消退结痂。上方加丹参15g、当归9g,28剂。

十二诊：2018年8月6日。腋下极少量干痂皮。已每日洗澡。双上臂散在小丘疹。知柏地黄丸,每日3次,每次8粒。天冬、麦冬、玉竹、石斛、芦根各15g颗粒剂,冲服。皮疹已愈,长期养阴润肤。

案例3

初诊：2018年7月1日。

岑某,男,22岁。

主诉：手指出水、蜕皮、痒痛11个月,逐渐进展。

现病史：患者11个月前右手手指皮肤粗糙、增厚、蜕皮、出水、瘙痒,逐渐加重至双手指,右手为重,开裂疼痛。

检查：双手指皮肤粗糙脱屑,右手指皮肤肥厚、角化、脱屑、溃水。舌淡苔白,脉细。

中医诊断：湿疮病。

西医诊断：角化性湿疹。

辨证：湿热内蕴。

治则治法：清热凉血利湿。

处方：

生地黄 15 g	赤芍 15 g	牡丹皮 10 g	黄芩 12 g
金银花 10 g	蝉蜕 3 g	徐长卿 15 g	土茯苓 30 g
乌梅 6 g	五味子 6 g	苦参 10 g	地肤子 10 g
当归 10 g	丹参 15 g	麦冬 15 g	玉竹 15 g

14 剂。外用：消炎灵加颗粒黄连 5 包，涂擦患处，每日 2 次（日间），橄榄油去痂皮；氧化锌软膏 1 瓶（晚）。

二诊：手指皮肤出水已减轻，右拇指有少许水疱，手指绷紧感。检查：皮肤色红，右拇指有小水疱，甲缘分离，甲周皮肤肿胀，淡水滑，苔白，脉细。予以凉血利湿。内服：上方加天冬 15 g，地榆 15 g，14 剂。外用：消炎灵加颗粒黄连 5 包（已备）；氧化锌软膏 1 瓶（晚）。

三诊：手指拇指皮肤偶有小水疱，水呈透明或黄色，手指皮肤绷紧感。

检查：双手指皮肤色红，拇指有少许小水疱，甲缘分离，甲周皮肤肿胀。舌胖大，苔白润，脉平。清热凉血健脾利湿。上方去地榆，加淮山药 15 g，14 剂。外用：消炎灵加颗粒黄连 5 包（已备）；氧化锌软膏加橄榄油（涂蜕皮处）。

四诊：皮损较前减轻，已不出水，少许结痂，手指皮肤板结感减轻。大便稀溏，每日 3～4 次。检查双手指皮肤色淡红，皮肤粗糙，原出水部位结痂，甲缘分离，甲周皮肤肿胀。舌红胖大，苔润，脉平。治法：清热凉血，健脾利湿。上方去茵陈，加芡实 30 g，14 剂。外用：消炎灵加颗粒黄连 3 包（日）；氧化锌软膏（已备）。

五诊：皮损较前减轻，左手已愈。右手已不出水，少许结痂，手指皮肤板结感减轻。检查左手未见皮损。右手指皮肤色基本正常，未见渗液，蜕皮多，甲缘分离，甲周皮肤肿胀。舌胖大，润，苔黄腻，脉平。治法：清热凉血，健脾利湿。上方去芡实，14 剂。外用：消炎灵加颗粒黄连 5 包（已备）；氧化锌软膏加橄榄油（涂蜕皮处）。

六诊：手指已不痛不出水，大便每日 2～3 次，不成形。检查双手指皮肤色正常，无水疱，无渗液，右手指蜕皮后皮肤仍皱缩，甲周皮肤略肿胀。舌脉：舌淡润，苔白，脉平。清热凉血，健脾利湿。继续予以上方 14 剂，内服。外用：炉甘石洗剂加颗粒黄连 3 包；氧化锌软膏加橄榄油（涂蜕皮处）。

七诊：手指已不痛不痒，大便每日 2 次，不成形。右手指皮肤粗糙脱屑，甲周皮肤肿胀渐平。舌淡胖润，苔腻。治法：清热凉血，健脾利湿。上方去苦参、

名中医顾乃芳学术传承集

地肤子,加茵陈 15 g,14 剂。外用:炉甘石洗剂加颗粒黄连 3 包;氧化锌软膏加橄榄油(涂蜕皮处)。

八诊:手指已不痛不痒,大便每日 1 次,不成形。右手指皮肤粗糙蜕皮,甲周水肿渐平,舌淡胖润。治法:清热凉血,健脾利湿。上方续服 14 剂。外用:炉甘石洗剂加颗粒黄连 3 包;氧化锌软膏加橄榄油(涂蜕皮处)。

九诊:手指不痒,少许蜕皮,大便每日 1 次,有时成形。右手指皮肤略蜕皮,甲周(示指、环指)略微肿、色素沉着,舌淡胖润。治法:清热凉血,健脾利湿。上方加扁豆 15 g,14 剂。外用:消炎灵加颗粒黄连 3 包(涂指甲端);氧化锌软膏+尿素(涂手掌指背)。

十诊:手不痒,不出水,不蜕皮,大便正常。体检:右手指皮肤无渍水,无蜕皮,甲周不肿,少许色素沉着,舌淡胖润。治法:清热凉血,健脾利湿。上方去扁豆、茵陈,加丹参 15 g、当归 12 g,14 剂。外用:氧化锌软膏加凡士林(涂全手)。痊愈,不必复诊。

 案例 4

李某,男,2 岁。

初诊:2018 年 1 月 13 日。

主诉:阴囊皮肤红肿瘙痒 5 月余。

现病史:患者 5 个月前阴囊皮肤出现小片皮疹瘙痒,某医院曾予黄柏霜氧化锌外用,疗效不显,后予激素药膏外用,缓解而又复发严重。

检查:阴囊皮肤淡红丘疹,伴有滋水。舌淡苔白,脉细。

中医诊断:绣球风。

西医诊断:阴囊湿疹。

辨证:下焦湿热。

治则治法:凉血清热利湿。

处方:

金银花 6 g	白菊花 6 g	桑螵蛸 5 g	徐长卿 6 g
土茯苓 15 g	山药 6 g	扁豆 6 g	茯苓 6 g
乌梅 3 g			

14 剂。

消炎灵加颗粒黄连 5 包,外用。

二诊:2018 年 1 月 27 日。阴部暗红脱屑,舌脉正常。

处方：

金银花6 g	白菊花6 g	桑螵蛸5 g	徐长卿6 g
土茯苓15 g	山药6 g	扁豆6 g	茯苓6 g
乌梅3 g	益智仁6 g	蝉蜕3 g	黄芩6 g

14 剂。

金银花10 g,白菊花10 g,冷敷。

三诊：2018 年 2 月 7 日。阴部肿胀加重,2018 年 1 月 27 日方加生地黄6 g、赤芍3 g、牡丹皮3 g、金银花10 g、白菊花10 g,冷敷;新癀片加水外敷,14 剂。

四诊：2018 年 2 月 25 日。皮疹较前好转,夜间抓痒,遗尿减轻。阴茎无肿,已缩至正常。

处方：

金银花6 g	白菊花6 g	桑螵蛸5 g	徐长卿6 g
土茯苓15 g	山药6 g	扁豆6 g	茯苓6 g
乌梅3 g	益智仁6 g	黄芩6 g	丹参6 g

消炎灵加颗粒黄连3 包、新癀片12 片,外用,14 剂。

五诊：2018 年 3 月 11 日。夜间抓痒,遗尿1～2 次,大便每日一行。阴茎无肿,腹股沟2 块溃疡未愈。上方去丹参,加太子参6 g、生地黄6 g、赤芍3 g、牡丹皮3 g;金银花10 g、白菊花10 g,冷敷;消炎灵加颗粒黄连5 包;青黛3 g、松花粉15 g,扑粉,14 剂。

六诊：2018 年 3 月 25 日。夜间抓痒明显好转,夜尿1～2 次,大便正常。上方加乌药3 g,14 剂。停冷敷。消炎灵加颗粒黄连5 包,外用;青黛3 g、松花粉15 g,扑粉。

七诊：2018 年 4 月 8 日。阴囊部皮疹基本好转,少许皮肤略红,夜尿1 次;舌淡红苔薄,脉细。

处方：

生地黄6 g	赤芍3 g	牡丹皮3 g	太子参6 g
金银花6 g	蝉蜕2 g	桑螵蛸6 g	徐长卿6 g
土茯苓15 g	山药6 g	益智仁6 g	茯苓6 g
乌梅3 g	黄芩6 g	丹参6 g	乌药3 g

14 剂。消炎灵加颗粒黄连5 包,外用;青黛3 g、松花粉15 g,扑粉。

而后,基本方案不变。随着病情逐渐好转,每2 周酌加五味子3 g、川牛膝6 g、熟地黄6 g。患者病情随小便遗尿情况偶有反复,基本可控。6 月下旬即停口服药,只用外用药水和药粉。逐渐好转。

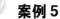 **案例 5**

陈某,女,16 岁。

初诊:2019 年 1 月 11 日。

主诉:双乳房瘙痒溃破出水反复 1 年余,愈后再发 2 个月。

现病史:1 年多以前患者双乳头乳晕瘙痒,溃破溃水结痂,去年应用中药治疗后好转痊愈。今年初再次瘙痒出水。

检查:双乳头乳晕直径约 10 cm 皮损,糜烂溃水,被覆黑色痂皮,开裂,溃水色黄。舌红苔腻,脉细。

中医诊断:湿疮病。

西医诊断:乳房湿疹。

辨证:肝经湿热。

治则治法:清肝凉血,祛风利湿。

处方:

龙胆草 6 g	栀子 6 g	柴胡 6 g	黄芩 12 g
生地黄 15 g	赤芍 15 g	牡丹皮 9 g	苦参 6 g
地肤子 10 g	僵蚕 10 g	徐长卿 15 g	土茯苓 30 g
金银花 10 g	蝉蜕 3 g	乌梅 6 g	五味子 6 g
蒲公英 15 g	紫花地丁 15 g	黄连 6 g	吴茱萸 2 g
白芍 15 g	甘草 6 g		

14 剂,每日 1 剂,煎汤,分 2 次口服。

外用:黄芩 15 g、黄柏 15 g、苦参 15 g、大黄 15 g、土茯苓 30 g,煎水,以 8 层纱布冷敷,每次敷 5 分钟,共 4 次。冷敷后,用橄榄油润掉黑色痂皮,涂药水。消炎灵加颗粒黄连 5 包,外用。

二诊:痂皮较前减少,仍有溃水。

处方:

龙胆草 6 g	栀子 6 g	柴胡 6 g	黄芩 1 g
生地黄 15 g	赤芍 15 g	牡丹皮 9 g	苦参 6 g
地肤子 10 g	僵蚕 10 g	徐长卿 15 g	土茯苓 30 g
金银花 10 g	蝉蜕 3 g	乌梅 6 g	五味子 6 g
蒲公英 15 g	紫花地丁 15 g	天冬 10 g	麦冬 10 g

玉竹 10 g   芦根 10 g

14 剂。

消炎灵加颗粒黄连 5 包,外用。

案例 6

徐某,男,60 岁。

初诊:2018 年 8 月 15 日。

主诉:掌跖皮疹反复 1 年。

现病史:患者近 1 年来掌跖部丘疹、丘疱症反复发作,伴剧烈瘙痒。近 2 月来病情加重,外院予激素治疗,泼尼松 10 mg,每日 3 次,每次 1 粒,口服 10 日后停药,经治疗皮疹已干燥结痂。大便溏薄,每日 1~2 次,寐纳可。

检查:双掌跖粗糙,丘疹少量渗出、结痂。舌质淡红,苔白腻,脉濡滑。

中医诊断:湿疮病。

西医诊断:亚急性湿疹。

辨证:脾失健运,湿邪内生,夹热阻于肌肤。

治则治法:益气健脾,清热利湿。

处方:

党参 15 g	白术 15 g	茯苓 15 g	甘草 6 g
山药 15 g	薏苡仁 12 g	白豆蔻 6 g	扁豆 15 g
芡实 15 g	僵蚕 9 g	黄芩 9 g	徐长卿 15 g
土茯苓 30 g	金银花 9 g	蝉蜕 6 g	乌梅 6 g

14 剂。医嘱:合理调节饮食起居,忌口酒、牛羊肉及辛辣刺激之品。水煎,取汤汁 400 mL,分早晚温服。

二诊:2018 年 8 月 29 日。经治疗已无渗出,掌跖干燥结痂,仍瘙痒,大便每日 1~2 次,已成形。舌质红苔薄白,脉细。上方去薏苡仁、白豆蔻,加丹参 15 g、莪术 15 g 养血活血。28 剂。

三诊:2018 年 10 月 10 日。皮疹基本已愈,掌跖轻度干燥脱屑。上方去僵蚕,加麦冬 15 g 养阴润燥。嘱患者注意饮食起居。

案例 7

黄某,男,61 岁。

初诊：2018 年 12 月 26 日。

主诉：头皮、背部红斑丘疹,滋水瘙痒 3 个月。

现病史：患者 3 个月前喝酒后,次日头皮、背部开始出现红斑丘疹,逐日加重,伴滋水瘙痒。予抗组胺药口服治疗及外涂激素药膏,病情时有反复。近 1 年来患者数次发生脑梗死,活动不利,口舌歪斜。二便调,寐纳可。

检查：头皮、背部红斑丘疹,色暗红。舌黯红,苔薄白,脉弦。

中医诊断：湿疮病。

西医诊断：湿疹,脑梗死。

辨证：湿热瘀阻经脉。

治则治法：清热利湿,活血通络。

处方：

生地黄 9 g	赤芍 9 g	牡丹皮 9 g	僵蚕 9 g
黄芩 9 g	徐长卿 9 g	土茯苓 15 g	金银花 9 g
蝉蜕 6 g	黄芪 15 g	地龙 9 g	桃仁 9 g
红花 6 g	当归 9 g	熟地黄 9 g	川芎 9 g
白芍 15 g	甘草 6 g	路路通 9 g	

14 剂。水煎,取汤汁 400 mL,分早晚温服。

二诊：2019 年 1 月 10 日。患者皮疹好转,上方加乌梅 6 g。

案例 8

奚某,女,53 岁。

初诊：2020 年 5 月 14 日。

主诉：手足皲裂 5 年。

现病史：患者 5 年前开始外用洗涤剂后出现手掌丘疹、红斑、水疱,伴有瘙痒,后逐渐发展为干裂、蜕皮、粗糙。反复发作,冬季尤盛,外用尿素霜等软化角质治疗,症状反复难愈。二便调,寐纳可。

检查：手掌、足底粗糙、肥厚、皲裂。舌淡红,苔薄,脉细。

辨证：血虚风燥。

中医诊断：鹅掌风。

西医诊断：角化型湿疹。

辨证：血虚风燥证。

治则治法：清热利湿,养血润燥。

处方：

生地黄 9 g	赤芍 9 g	牡丹皮 9 g	僵蚕 9 g
黄芩 9 g	徐长卿 9 g	土茯苓 15 g	金银花 9 g
蝉蜕 6 g	乌梅 6 g	五味子 3 g	当归 9 g
丹参 30 g	天冬 15 g	麦冬 15 g	玉竹 15 g

14 剂。水煎，取汤汁 400 mL，分早晚温服。

外用：皂荚 9 g、当归 9 g、紫草 9 g、威灵仙 9 g、地骨皮 15 g，水煎，取汤汁每日常温浸泡 30 分钟。

二诊：2020 年 5 月 28 日。经治疗好转，角化皮肤变薄，上方续用 14 剂。

【按语】

皮肤病多以瘙痒为主症，且瘙痒常游走不定，此起彼伏，与风善行数变相关，故止痒必先治风。治风药多有明显的抗过敏、抗病毒、抗组胺以及提高机体免疫功能作用。治风先治血，血行风自灭。其中的风可以是外风也可以是内风，病理基础为正虚邪袭，或正虚生邪。"先治血"意为在治风的同时应"治血"，在治风的同时适当应用补血、凉血、养血、活血等法，可澄其源，流自清。

湿疹是一种过敏性疾病，是皮肤科常见病、多发病之一。病因较复杂，常与人的体质或神经系统功能障碍有关。临床表现为剧烈瘙痒，易复发。中医学认为，本病多由风湿热邪引发，祛风清热利湿为其治疗大法。

急性湿疹多由风、湿、热客于肌肤，蕴郁而成，热重于湿，症见皮肤潮红、嫩热、作痒、出水、溲黄、便干，苔多黄腻，脉多滑数。故用凉血祛风、清热利湿之法。可用苦寒清热、解毒燥湿之品，如黄芩、黄柏、苦参、白鲜皮。损泛全身，瘙痒明显，多与风邪有关，故佐以祛风之品，如荆芥、防风、桑叶、菊花、豨莶草等。慢性湿疹多为湿重于热，湿热郁于肌肤，耗血生燥，使气血运行不利，而致皮肤粗糙角化、肥厚。故治疗当以养血活血配伍茯苓、泽泻、赤小豆、薏苡仁之类清利湿热。后期证见湿困脾胃，佐以健脾益气之品，如党参、白术、山药之类，以扶其正，杜绝生湿之源，减少湿疹复发。

慢性湿疹急性发作是湿热为患而湿重于热，故利湿之药多于清热之品。方用地肤子、苦参、白鲜皮祛风利湿，使湿从小便排出；黄芩清热解毒，散热于无形；牡丹皮、赤芍凉血活血。湿热消退，则湿疹渐愈。

老年性湿疹患者多以亚急性、慢性湿疹为主，部分急性发作。患者脾气虚弱，饮食失宜，湿邪内生，脾胃失和。治疗以益气健脾利湿，方以除湿胃苓汤加减。方中四君子汤加山药、扁豆、芡实、薏苡仁益气健脾，黄芩、徐长卿、土茯苓等利湿止痒。后期加丹参、麦冬等养血润燥。标本兼治,使脾胃和、胃纳香、肌肤安。老年患者,湿疹伴有脑梗死,方用生地黄、赤芍、牡丹皮、僵蚕、黄芩、徐长卿、土茯苓、金银花、蝉蜕清热利湿,祛风止痒,加用补阳还五汤,黄芪、地龙、桃仁、红花、当归、熟地黄、川芎、白芍益气活血通络。

手足湿疹是发生于手足部位的皮炎湿疹类疾病,表现为手足部位出现角化、皲裂、干燥、肥厚、脱屑等,多伴有不同程度的瘙痒或者疼痛。常冬季加重,病程长短不一,可持续数月至数年不等,反复发作。手足湿疹,中医学称为"湿疮""鹅掌风"。方中当归、丹参、天冬、麦冬、玉竹养血润燥,佐以僵蚕、土茯苓、黄芩等清热除湿、杀虫止痒,对于改善角化、皲裂、干燥及瘙痒有很好的治疗作用。

七、特应性皮炎

特应性皮炎又称遗传过敏性皮炎、异位性皮炎或特应性湿疹,是一种与遗传过敏素质有关的慢性、复发性、具有年龄阶段特征的炎症性皮肤病。中医学中,婴幼儿期特应性皮炎者称为"奶癣",儿童及成人期发病者归属于"湿疮""浸淫疮""血风疮""四弯风"。

本病是由于先天禀赋不耐,胎毒遗热,饮食失调,脾虚失运,湿热内生,复感风湿热邪,蕴积肌肤而成。湿热与脾虚为本病的主导病机,病久湿热耗气伤津,脾虚气血生化乏源,致血虚风燥,肌肤失养。

 案例 1

初诊:2019 年 3 月 17 日。

俞某,女,5 岁。

主诉:全身反复皮疹瘙痒 3 年。

现病史:患儿 8 个月开始出现全身反复皮疹瘙痒,多次应用激素类药膏,停药后易反复发作皮疹。

检查:面、颈、躯干、四肢散在丘疹、抓痕、渍水、结痂。舌尖红苔白,脉细。

中医诊断:湿疮病。

西医诊断:异位性皮炎。

辨证:血虚风燥证。

治则治法:清热凉血,祛风利湿。

处方:

生地黄 6 g	赤芍 6 g	牡丹皮 6 g	黄芩 6 g
僵蚕 6 g	金银花 6 g	蝉蜕 3 g	徐长卿 10 g
土茯苓 15 g	乌梅 3 g	五味子 3 g	苦参 3 g
地肤子 10 g	茯神 10 g	首乌藤 15 g	

14 剂。

外用：消炎灵加颗粒黄连 3 包,涂擦患处,每日 2 次。

二诊：2019 年 3 月 31 日。药后皮疹好转,渍水已停。面、颈、躯干四肢散在丘疹、抓痕、结痂。舌淡苔白脉细。上方加丹参 6 g,莪术 6 g,14 剂。外用：氧化锌软膏加润肤露,涂擦患处,每日 2 次。

三诊：2019 年 4 月 28 日。近两周皮疹较前多发,瘙痒,抓后渍水。检查：面、颈、躯干四肢散在丘疹、抓痕、渍水、结痂。舌淡苔白,脉细。继续予以 2019 年 3 月 17 日方 14 剂,富马酸酮替芬 1 瓶,每晚 1 次,每次 0.5 mg,口服。

四诊：2019 年 5 月 12 日。皮疹多发,瘙痒,肘弯溃破。全身散在丘疹、部分抓痕溃破、结痂。舌淡苔白,脉细。2019 年 3 月 17 日方加天冬 6 g、麦冬 6 g、玉竹 6 g,14 剂。外用：氧化锌软膏加樟脑薄荷柳酯乳膏,每日 2 次;消炎灵加颗粒黄连 3 包,每日 2 次。

五诊：2019 年 5 月 26 日。皮疹较前减轻。背部散在小丘疹,色暗,下腹部、右小腿外侧抓痕。舌淡苔白脉细。2019 年 5 月 12 日方加丹参 10 g,30 剂。外用：消炎灵加颗粒黄连 3 包,每日 2 次。

案例 2

陈某,男,4 岁。

初诊：2017 年 12 月 17 日。

主诉：全身皮肤干燥瘙痒 4 年。

现病史：患儿出生至今一直皮肤干燥,时有瘙痒。

检查：全身皮肤干燥,舌红苔薄脉细。

中医诊断：湿疮病。

西医诊断：异位性皮炎。

辨证：血虚风燥证。

治则治法：养阴润肤。

处方：

| 天冬 10 g | 麦冬 10 g | 玉竹 10 g | 石斛 10 g |

芦根 10 g   土茯苓 15 g

14 剂。

外用：维生素 E 乳膏 2 支，积雪苷霜软膏 2 支，混合使用，每日 2 次。

案例 3

陈某，女，14 岁。

初诊：2018 年 1 月 21 日。

主诉：全身反复皮疹瘙痒 14 年。

现病史：患者婴幼儿时期起即反复皮肤瘙痒，此后反复出现全身皮疹瘙痒。有哮喘史。

检查：面红，丘疹，部分痤疮，四弯手腕手背皮肤粗糙肥厚，手指抓痕溃破。腰背部皮肤粗糙干燥，色素沉着。舌红苔薄，脉细。

中医诊断：湿疮病。

西医诊断：异位性皮炎。

辨证：血虚风燥证。

治则治法：清热利湿，祛风养阴。

处方：

生地黄 20 g	赤芍 10 g	牡丹皮 10 g	黄芩 12 g
徐长卿 10 g	土茯苓 30 g	金银花 10 g	乌梅 6 g
牡蒿 10 g	陈皮 6 g	香橼 10 g	苏梗 10 g
乌梅 6 g	五味子 6 g	野菊花 10	虎杖 15 g
天冬 10 g	麦冬 10 g	玉竹 10 g	

14 剂。

二诊：2018 年 2 月 4 日。皮肤干燥，粗糙；上方去野菊花、虎杖，加丹参 30 g、莪术 15 g、太子参 15 g，21 剂。

三诊：2018 年 2 月 25 日。皮肤干燥粗糙。上方去陈皮、苏梗，加醋鳖甲 15 g、威灵仙 10 g，28 剂。

四诊：2018 年 4 月 22 日。皮疹无新发，皮肤较前好转。上方去威灵仙，加银柴胡 10 g、熟地黄 10 g、山茱萸 6 g、当归 15 g、黄精 10 g，14 剂。

五诊：2018 年 7 月 1 日。天热，手指皮疹有新发，水疱、蜕皮。上方去香橼，加桑椹 15 g，14 剂。金银花 10 g、白菊花 10 g、苦参 10 g、地肤子 10 g，煎水冷敷手部。

案例 4

蔡某,男,12 岁。

初诊:2018 年 1 月 24 日。

主诉:周身皮疹 10 余年,近期加重。

现病史:患者出生后即有"婴儿湿疹",曾口服抗组胺药、外用激素药膏后缓解症状,仍反复发作,近年来周身皮疹加重,伴瘙痒。有过敏性鼻炎史。刻下皮肤粗糙、脱屑,背部皮肤呈鱼鳞样改变。夜寐难安,纳可,大便干结。

检查:躯干、四肢散在斑丘疹、抓痕、结痂、脱屑,腘窝、肘窝小片糜烂,皮肤肥厚、粗糙。背部皮肤鱼鳞样改变。舌质红苔薄,脉细数。

中医诊断:湿疮病。

西医诊断:异位性皮炎。

辨证:禀赋不足,脾肾亏损,血虚生风生燥。

治则治法:清热利湿,益气养血润燥。

处方:

太子参 9 g	黄芩 9 g	徐长卿 9 g	土茯苓 15 g
金银花 9 g	蝉蜕 6 g	乌梅 6 g	五味子 6 g
天冬 9 g	麦冬 9 g	玉竹 9 g	石斛 9 g
芦根 9 g	当归 9 g	丹参 30 g	

14 剂,水煎,取汤汁 400 mL,分早晚温服。

六味地黄丸,1 日 3 次,1 次 3 粒,口服。

医嘱其忌口辛辣刺激之品。

二诊:2018 年 2 月 7 日。无新发皮疹,周身皮肤干燥脱屑。舌红苔薄,脉细。上方续服 21 剂。

三诊:2018 年 2 月 28 日。经治疗好转,瘙痒减轻。周身皮肤干燥、粗糙、色素沉着。舌红苔薄,脉细。上方加熟地黄 15 g、山茱萸 9 g、桑椹 9 g、墨旱莲 9 g、女贞子 9 g,补益肝肾,14 剂。

四诊:2018 年 3 月 14 日。继续好转,胃纳、二便正常。皮肤较前光滑,部分浸润斑块变薄,舌质红苔薄,脉细。上方续服。

【按语】

儿童患者多数先天"禀性不耐",致敏因素很多,肺脏娇弱,脾常不足,先天肾虚,外感风热,内生湿浊,交阻肌肤,再染火毒,有血热毒盛之象。湿热耗津,肌肤失养,皮损干燥瘙痒。病程长,反复发作。治疗以清热疏风、滋阴养血为主。早期伴有渗出,治疗宜清热利湿;病久,加益气养阴药,养血润燥止痒;后期加补益肝肾药,调治脾肾,弥补先天禀赋不足。急性期以清热凉血、祛风止痒药治其标,亚急性期疏风清热、养阴润燥,缓解期应以益气健脾胃、养阴润燥治其本,可重用太子参、黄精、天冬、麦冬、玉竹、石斛、芦根,尽量避免反复急性发作。

八、荨麻疹

荨麻疹,中医称为"瘾疹",以突然发作、皮肤出现鲜红色或苍白色风团、痒而不痛、时隐时现、此起彼伏、消退后不留痕迹为特征。常见病因为过敏、感染、冷热、日光等刺激,精神及遗传因素等。中医认为本病是因肌表邪气与正气搏结,使肌肤不能得到正常的充实与濡养而成。《金匮要略》中提到:风气相搏,风强则为瘾疹。由于人体正气相对虚弱,且患者体质各异,或内有食滞、邪热,复感风寒、风热之邪,邪气客于肌表与正气相搏,而正不胜邪,造成皮肤出现风团、瘙痒,故认为瘾疹多是由于卫外不固,风寒、风热之邪客于肌表所致。

 案例 1

张某,女,66 岁。

初诊:2018 年 5 月 20 日。

主诉:全身皮肤瘙痒反复发作风团 1 年余。

现病史:患者近 1 年来反复出现皮肤瘙痒,搔抓后皮肤出现条索状团块状水肿红斑,数小时后可消退。每日发作,需服用西替利嗪,每日 1 粒,控制不佳,停药后发作明显。有子宫肌瘤史。

检查:发作时照片提示搔抓后条索状水肿性红斑。划痕症(+)。舌淡苔薄白,脉细。

化验:血免疫球蛋白 IgE 338 ng/mL(0~240 ng/mL),过敏原检测:鸡蛋(++),虾(+),牛奶(+)。

中医诊断:瘾疹。

西医诊断:慢性荨麻疹。

辨证:气虚不固。

治则治法:益气养血疏风。

处方:

黄芪 15 g	党参 15 g	太子参 15 g	焦白术 15 g
茯苓 15 g	防风 15 g	牛蒡子 10 g	生地黄 12 g
赤芍 15 g	牡丹皮 15 g	黄芩 12 g	徐长卿 15 g
土茯苓 30 g	乌梅 6 g	五味子 6 g	枇杷叶 10 g
地骨皮 12 g			

14 剂,内服。

二诊:2018 年 6 月 4 日。诉用药后好转,近两周皮疹没有大面积发作。仅服用西替利嗪 1 次。上方续服 14 剂。

三诊:2018 年 6 月 17 日。瘙痒及皮疹进一步好转,近两周西药已停。晚上发作瘙痒及部分皮疹。大便干结。上方去枇杷叶、地骨皮,加金银花 10 g、蝉蜕 3 g,改生地黄为 30 g。14 剂。

四诊:2018 年 7 月 1 日。皮疹发作频率明显下降,程度减轻。晚上偶发。处方:上方加酸枣仁 10 g。14 剂。

案例 2

王某,男,29 岁。

初诊:2018 年 6 月 3 日。

主诉:全身反复发作皮疹 7 年余。

现病史:患者 7 年来反复发作皮疹,为水肿性红斑,伴瘙痒,数小时后可消退。每日发作,早晚发作明显,需服用左西替利嗪每日 1 粒,停药发作加重。夜寐难安。

检查:手指、上肢可见散在蚕豆大小红斑。舌淡苔薄白,脉细。

中医诊断:瘾疹。

西医诊断:慢性荨麻疹。

辨证:气虚不固。

治则治法:益气养血疏风。

处方:

黄芪 15 g	党参 12 g	太子参 10 g	焦白术 15 g
防风 15 g	牛蒡子 10 g	桂枝 6 g	炒白芍 12 g
炙甘草 6 g	黄芩 12 g	徐长卿 15 g	土茯苓 30 g
乌梅 6 g	五味子 6 g	茯神 15 g	首乌藤 15 g
酸枣仁 10 g			

21 剂。

二诊：2018 年 7 月 29 日。西药已停，停西药后皮疹发作增多，夜间明显。大便稀溏，次数增多。上方改黄芪为 30 g，加淮山药 15 g，28 剂。

三诊：2018 年 11 月 4 日。发作较前减少，夜寐较前好转。上方去首乌藤、茯神，28 剂。

四诊：2019 年 2 月 7 日。皮疹仍时有发作，较前明显减轻。上方加首乌藤 30 g，28 剂。

五诊：2019 年 5 月 26 日。皮疹偶发。上方加僵蚕 10 g，60 剂。

案例 3

李某，女，19 个月。

初诊：2018 年 12 月 9 日。

主诉：全身红斑风团 5 个月。

现病史：患儿 5 个月来反复发作红斑风团，应用西替利嗪滴剂，疗效不明显。

检查：头面、躯干散在圈状红斑。舌红苔薄，脉细数。

中医诊断：瘾疹。

西医诊断：慢性荨麻疹。

辨证：气虚不固。

治则治法：益气疏风。

处方：

| 黄芪 3 g | 牛蒡子 3 g | 茯苓 6 g | 徐长卿 3 g |
| 土茯苓 6 g | 仙鹤草 3 g | 乌梅 3 g | |

14 剂。

二诊：2018 年 12 月 23 日。皮疹仍有发作，较前有所减轻，诉平时消化不良，易感冒。上方加防风 3 g、神曲 6 g、炒谷芽 6 g、炒麦芽 6 g，14 剂。

案例 4

邬某，女，62 岁。

初诊：2018 年 4 月 22 日。

主诉：全身皮肤瘙痒反复发作风团 10 年余。

现病史：患者近 10 年来反复出现皮肤瘙痒，疲劳烘热时易发。大便干结。

检查：刻下未见皮疹。舌淡苔薄白，脉细。

中医诊断：瘾疹。

西医诊断：慢性荨麻疹。

辨证：气虚不固。

治则治法：益气养血疏风。

处方：

黄芪 15 g	党参 15 g	太子参 15 g	焦白术 15 g
葛根 15 g	防风 15 g	牛蒡子 10 g	熟地黄 12 g
当归 15 g	丹参 15 g	黄芩 12 g	徐长卿 15 g
土茯苓 30 g	乌梅 6 g	五味子 6 g	僵蚕 10 g
决明子 15 g			

14 剂。

二诊：2018 年 5 月 20 日。诉药后症情减轻，睡眠大便均有好转。

上方加甘草 6 g。14 剂。

案例 5

仇某，女，42 岁。

初诊：2018 年 9 月 26 日。

主诉：周身瘙痒性风团反复 3 月余。

现病史：患者近 3 个月来皮肤反复瘙痒，伴有不规则风团，可自行消退。经抗组胺药治疗，症情反复不已。患者面色㿠白，眩晕，乏力，月经量少，每遇经期风团发作明显。

检查：未见明显风团。舌胖，苔薄，脉细。

中医诊断：瘾疹。

西医诊断：慢性荨麻疹。

辨证：气血不足，营卫不和。

治则治法：益气固表，祛风止痒。

处方：

黄芪 15 g	党参 15 g	白术 15 g	茯苓 15 g
防风 9 g	牛蒡子 9 g	僵蚕 9 g	黄芩 9 g
徐长卿 15 g	土茯苓 15 g	金银花 9 g	蝉蜕 3 g

乌梅 6 g	五味子 3 g	熟地黄 15 g	当归 15 g
丹参 15 g	白芍 15 g		

14 剂。医嘱其忌口牛羊肉辛辣海腥发物。水煎,取汤汁 400 mL,分早晚温服。

二诊:2018 年 10 月 10 日。经治疗风团明显减少,瘙痒减轻,二便调。舌胖,苔薄,脉细。上方加太子参 15 g。续服 28 剂。

 案例 6

钱某,女,44 岁。

初诊:2018 年 5 月 31 日。

主诉:周身风团反复半年。

现病史:患者近半年来,间断出现皮肤阵发性瘙痒,搔抓后起大片淡红风团,数小时后可自行消退。每遇冷风,或受寒后加重。

检查:未见明显风团。舌质淡红,苔薄白腻,脉细。

中医诊断:瘾疹。

西医诊断:慢性荨麻疹。

辨证:风寒入侵,营卫失和。

治则治法:温经散寒,调和营卫。

处方:

黄芪 15 g	白术 15 g	茯苓 15 g	防风 9 g
牛蒡子 9 g	桂枝 9 g	白芍 15 g	甘草 6 g
大枣 6 g	黄芩 9 g	徐长卿 15 g	土茯苓 15 g
乌梅 6 g	五味子 3 g		

14 剂。医嘱其饮食清淡,注意休息。水煎,取汤汁 400 mL,分早晚温服。

二诊:2018 年 6 月 14 日。风团减少,瘙痒减轻。上方继服 14 剂。

三诊:2018 年 6 月 28 日。夜间偶有少量风团,瘙痒不显。上方加党参 15 g,继服 14 剂。

 案例 7

李某,女,20 岁。

初诊:2018 年 11 月 11 日。

主诉：周身瘙痒性风团反复发作 1 个月。因遇热、紧张后加重。

现病史：患者近 1 个月来，每遇热或洗澡后出现不规则风团，伴瘙痒，色红，时隐时现，口服抗组胺药后有所缓解，但仍反复发作，不能停药。自发病来，患者无胸闷气急，无腹痛腹泻，无关节疼痛，二便调，纳可，寐差。

检查：躯干少许风团样皮疹，色红。舌红，苔薄白，脉细。

中医诊断：瘾疹。

西医诊断：胆碱能性荨麻疹。

辨证：风热外袭，营卫失和。

治则治法：疏风清热，调和营卫。

处方：

荆芥 9 g	防风 9 g	牛蒡子 9 g	赤芍 9 g
牡丹皮 9 g	徐长卿 9 g	金银花 9 g	蝉蜕 3 g
芍药 15 g	甘草 6 g	仙鹤草 15 g	黄芪 15 g
白术 9 g	茯苓 15 g	乌梅 6 g	五味子 3 g

7 剂，日服 1 剂，水煎分 2 次服。

忌牛羊肉辛辣刺激之品，避免接触过敏原。

二诊：风团减少，偶有瘙痒，纳食可，夜寐安。舌淡红，苔薄白，未见明显风团。上方加党参 9 g、太子参 9 g，续服 14 剂。

【按语】

部分慢性荨麻疹、寒冷性荨麻疹，与腠理不密、卫外失固关系密切。通过益气固表来辨治。黄芪、炒白术、防风为玉屏风散，是益气固表的基本方，可以驱邪外出，亦可扶助正气，防风寒之邪入侵。气虚明显者，加用党参、太子参补气。

《金匮要略·水气病脉证并治》中指出："风气相搏，风强则为瘾疹，身体为痒"，提出了"汗出乃愈"的治疗方法。桂枝、芍药、甘草、大枣，为桂枝汤，是温通血脉、发汗解肌、调和营卫的基本方，桂枝汤方中桂枝辛温助卫气，尚具有通阳利水、平冲降逆之功，芍药酸寒养营气，同时具有和解血脉、治腹痛、破坚积之功。生姜、大枣、炙甘草健运中焦，调和脾胃，以助营卫气之生成。桂枝汤用于寒性荨麻疹，使肺气宣降得当，腠理开，汗出则风寒之邪自解，效果确切。牛蒡子、黄芩、僵蚕、徐长卿、土茯苓共奏疏风清热、利湿止痒之功，乌梅、五味子酸能收敛，抗过敏。《经》云"诸痛痒疮皆属于心"，瘙痒一类的皮肤病与心关系密切。临床止痒与治心并用。根据不同情况采取养心安神、清心安神、镇心安神等法，主明则下安。珍珠母、茯神、酸枣仁、首乌藤等镇静养心安神、抗过敏止痒。总体配方简洁而疗效确切,对于慢性荨麻疹,可以帮助患者逐渐减掉西药,使皮疹不再发。

荨麻疹是临床常见的过敏性皮肤疾病之一,中医称为"瘾疹"。荨麻疹患者反复出现皮疹伴瘙痒及神疲乏力、面色㿠白等症状,为血虚受风之症状。治当以养血为主,适时驱邪。患者体质虚弱,因思虑过度,暗耗心血,导致阴血亏虚,脾气不调,乃至症状反复,治疗当以益气养血、祛风止痒之法,方中四物汤以补益阴血、养血活血,意在"治风先治血,血行风自灭";四君子汤益气健脾,令正气渐复,邪气渐除,方能使皮疹消退。防风、牛蒡子、僵蚕、黄芩、徐长卿、土茯苓祛风除湿,消疹止痒。辨病与辨证相结合,并根据病情变化,灵活调整处方,循序渐进,确保药证契合。

寒冷性荨麻疹是其特殊类型,在冬季寒冷季节发作,同时受到冷空气、风吹等寒冷性因素的影响。该疾病多在人体面部、手部等常见暴露部位出现不同程度瘙痒性红斑、风团等临床症状,且病情缠绵、病程长、复发率高。中医学认为该疾病病因主要是风邪入侵以及营卫失和所致。方用桂枝汤调和营卫,配伍玉屏风散益气固表,标本兼治。

胆碱能性荨麻疹是由于末梢神经释放乙酰胆碱引起的小风团性皮肤病。多发生于出汗后,如体温升高、运动、摄入辛辣的食物,或精神压力后,皮肤、黏膜小血管反应性扩张及渗透性增加而产生的皮肤局限性水肿反应,以异常瘙痒或皮肤出现成块、成片状风团为主要临床表现,属中医"瘾疹"范畴。发病机制尚不完全明确,除了乙酰胆碱,还有其他多种因素的参与,包括汗液过敏、末端汗管角化栓的阻塞及获得性全身性少汗症等。本病的病位在肌肤腠理,因外邪侵袭,腠理不固,阻遏肌肤,营卫不和,使病邪内不得疏泄,外不得透达,郁于腠理而发。方中加用芍药甘草汤不仅具有调节免疫、抗炎、抗过敏作用,对毛细血管通透性亢进、渗出和水肿以及免疫性炎症,均有显著的抑制作用,同时还具有镇静、抗惊、降温等作用,所以对于体温升高、精神紧张引起的胆碱能性荨麻疹有更良好的疗效。纵观方中,荆芥、防风、牛蒡子、徐长卿、蝉蜕等疏散表邪,祛风止痒,配以芍药、甘草酸甘化阴,调和营卫,起到调节免疫、镇静、抗炎、抗变态反应的作用。根据异病同治的原则,由此可见,对于各种瘙痒性皮肤病,比如皮肤瘙痒症、湿疹、过敏性皮炎等都可佐以芍药甘草汤,起到抗炎、抗过敏的作用。

九、药疹

药疹,是主要发生在皮肤、黏膜上的药物不良反应,引起药疹的药物种类繁多,皮损多种多样,病情严重不一。本病的发生主要是由于患者禀赋不耐,复因感受药物特殊之毒,外达肌肤为患,甚至药毒化火,燔营灼血,内攻脏腑。

本病发病前有用药史,有一定的潜伏期,首次用药一般 4～20 日后发生药疹,重复用药,如机体已处于致敏状态,则可在数分钟或 24 小时内发病。皮疹可表现为:固定性药疹、荨麻疹型药疹、麻疹或猩红热型药疹、多形红斑型药疹、紫癜型药疹、红皮病型药疹、大疱表皮松解型药疹、剥脱皮炎型药疹或湿疹样、痤疮样、苔藓样、血管炎样及光感型等。

本病中医学称之为"药毒""中药毒"。中医辨证分型有风热、湿热、血热、热毒、气阴两伤等证型。治疗上首先停用可以致敏的药物,促进体内致敏物质排泄,并根据临床表现辨证施治、支持及对症治疗。

案例 1

康某,男,37 岁。

初诊:2018 年 3 月 21 日。

主诉:周身皮疹 4 月余。

现病史:患者 4 月前自躯干、背部及大腿出现潮红,逐渐涉及全身,伴剧烈瘙痒,并伴有发热,38℃左右。曾予抗组胺药及激素治疗,皮疹仍反复出现。现予甲泼尼龙 80 mg,每日 1 次,每次 1 粒,口服。追问病史,4 个月前曾有抗生素服用史。

检查:周身弥漫性潮红,伴麸皮样脱屑。舌质红,苔薄白,脉细数。

中医诊断:药毒。

西医诊断:红皮病型药疹。

辨证:禀赋不耐,复中药毒,血热炽盛,外侵肌肤。

治则治法:清热凉血解毒。

处方:

生地黄 15 g	赤芍 15 g	牡丹皮 15 g	黄芩 9 g
徐长卿 9 g	土茯苓 15 g	金银花 9 g	蝉蜕 6 g
乌梅 6 g	五味子 6 g	仙鹤草 15 g	茜草 9 g
地榆 9 g	鸭跖草 15 g	冬瓜皮 15 g	车前子 15 g

7 剂。嘱其避免服用相应药物。水煎,取汤汁 400 mL,分早晚温服。

二诊:2018 年 3 月 28 日。经治疗皮损变黯红,瘙痒减轻,热退。舌质红苔薄白,脉细。甲泼尼龙减至 40 mg,每日 1 次,每次 1 粒。上方续服 14 剂。

三诊：2018年4月11日。皮疹消退，无明显瘙痒，症情基本痊愈。舌质红，苔薄，脉细。停服激素。上方去冬瓜皮、车前子，加麦冬9g、天冬9g、玉竹9g，养阴生津。上方续服14剂。

 案例2

花某，男，5岁。

初诊：2018年7月15日。

主诉：全身皮肤红斑、水肿性风团2月余。

现病史：患儿5月6日开始咳嗽，应用克洛己新1周后咳嗽止，起少许红疹，自行消退，未予重视。而后咳嗽再次发作，外院检查诊断为"肺炎"，应用抗生素（具体不详）。此后风团反复发作，应用4种抗过敏药仍不能控制，发作性水肿性红斑，激素亦无效（患者母亲口述，未见病史记录）。

检查：头面、躯干、四肢散在大片水肿性红斑。舌红苔白，脉细。

中医诊断：药毒。

西医诊断：荨麻疹型药疹。

辨证：气虚不固。

治则治法：益气养血疏风。

处方：

黄芪6g	党参6g	焦白术6g	防风6g
牛蒡子6g	地黄6g	赤芍6g	牡丹皮6g
黄芩6g	徐长卿10g	土茯苓15g	乌梅3g
鸭跖草10g	金银花6g		

14剂。医嘱：明确引发过敏抗生素，做记录，避免应用。

二诊：2018年7月29日。药后前3日少发，而后每日少许发作。近一日晚睡，又大片发作红斑。躯干散在水肿性红斑。舌红，苔白，脉细。上方加薏苡仁10g、首乌藤10g、地榆6g，14剂。

患儿隔一段时间后又来本院继续复诊，后痊愈。

 案例3

高某，女，24岁。

初诊：2018年8月12日。

主诉：用抗生素后全身反复发作风团 2 个月。

现病史：患者 2 月前服用头孢、克林霉素后，全身发作风团，反复退而再发。目前每日服用西替利嗪 1 粒，已 2 个月，不能停药。

检查：刻下未见皮疹。舌淡齿痕明显，苔薄白，脉细。

中医诊断：药毒。

西医诊断：荨麻疹型药疹。

辨证：气虚不固。

治则治法：益气养血疏风。

处方：

黄芪 15 g	党参 15 g	太子参 15 g	焦白术 15 g
茯苓 15 g	防风 15 g	牛蒡子 10 g	生地黄 12 g
赤芍 15 g	牡丹皮 15 g	黄芩 12 g	徐长卿 15 g
土茯苓 30 g	乌梅 6 g	五味子 6 g	山药 15 g
芡实 30 g	首乌藤 30 g		

14 剂。

二诊：2018 年 8 月 26 日。药后风团发作较前减少，西替利嗪已减量，3 日 1 粒。大便 1～2 日 1 次。夜寐欠安。上方去芡实，加酸枣仁 10 g。14 剂。

【按语】

本病可归属于中医学"药毒"范畴，多由邪热内传营分，耗伤营阴所致。营分证是温病学卫气营血辨证的中间阶段，既有邪火热毒深重一面，又有营阴虚损、津液不足的一面，也会兼见某些气分证的表现和热入血分证的证候，治疗应以清营解毒、透热养阴为主。方中生地黄、赤芍、牡丹皮、仙鹤草、茜草、地榆清热凉血；黄芩、徐长卿、土茯苓、金银花、蝉蜕祛风解毒、利湿止痒；鸭跖草、冬瓜皮、车前子利尿排毒。治疗中应注意寒凉之品，久服易于伤阴败胃，故治疗后期加养阴生津药以调护脾胃。

十、神经性皮炎

神经性皮炎，又称慢性单纯性苔藓，属于中医学"牛皮癣""摄领疮""顽癣"范畴。是一种常见的以阵发性剧痒和皮肤苔藓样变为特征的慢性炎症性皮肤神经功能障碍性疾病。

神经性皮炎好发于颈部、双肘伸侧皮肤、眼睑、肛周等易搔抓部位。日照、遇热后颈项出汗,衣领、首饰、眼镜架摩擦都是起病诱因,情绪紧张、反复搔抓是加重因素。皮损可以在正常皮肤上产生,也可以继发于其他的皮肤病,比如湿疹。表现为局限性多角形扁平丘疹,表面有糠秕状鳞屑,皮损为淡红、淡褐或正常肤色,境界清楚,瘙痒明显,经常摩擦搔抓后发生苔藓样变。神经性皮炎患者自觉作痒剧烈,西医学认为神经性皮炎可能与自主神经系统功能紊乱有关,劳累、睡眠不好、精神因素、刺激性食物、局部刺激是诱发本病的主要因素。本病相当于中医学的"顽癣""牛皮癣"等。多由风热湿邪郁于肌肤,日久耗血,血虚风燥,肌肤失养所致。《诸病源候论》记载:"摄领疮如癣之类生于颈上,痒痛,衣领拂着即剧。"不仅说明项后为本病好发部位,而且指出发病与物理摩擦有关。

 案例

张某,男,29 岁。

初诊:2018 年 11 月 1 日。

主诉:颈项皮疹反复 2 年。

现病史:患者 2 年多来颈项部反复出现皮疹,瘙痒明显,搔抓刺激后皮疹逐渐加重,肥厚。曾外用激素药膏后好转,停药后病情反复。平素性情急躁,心烦易怒,大便偏干。

检查:颈项部斑片一块,轻度肥厚,苔藓样变。舌质淡,苔薄白,脉细。

中医诊断:牛皮癣。

西医诊断:神经性皮炎。

辨证:营血亏虚,肌肤失养。

治则治法:养血活血,润燥止痒。

处方:

党参 9 g	黄芪 15 g	太子参 15 g	当归 15 g
白芍 15 g	川芎 9 g	丹参 30 g	三棱 15 g
莪术 15 g	黄芩 9 g	徐长卿 15 g	土茯苓 30 g
金银花 9 g	蝉蜕 3 g		

14 剂。医嘱:避免搔抓、热水刺激等。水煎,取汤汁 400 mL,分早晚温服。积雪苷霜加樟脑霜,外涂。

二诊:2018 年 11 月 15 日。颈项斑片变薄,瘙痒减轻。舌质红,苔薄白,脉细。上方 28 剂,加脉血康胶囊,口服,一日 2 次,一次 2 粒。

三诊:2018 年 12 月 12 日。皮疹范围缩小,自愈倾向。舌质红,苔薄白,脉细。上方续服 1 个月。

【按语】

本病有两大特点：一为血虚，一为肝旺，血虚由风邪引起，血虚而致肌肤失养，患者七情内伤，内生肝火，初起皮疹瘙痒较剧，伴有性情急躁，心烦易怒。故养血润燥是治本的疗法。同时，多数患者伴有气虚。顾乃芳使用四物汤合玉屏风散治疗。

方中党参、黄芪、太子参、白术、防风益气固表祛风，益气也能生血；生地黄、赤芍、牡丹皮，滋阴而凉血，养血而润燥；黄芩苦寒，能清气分之热，质轻而善达皮毛，虽苦而不伤胃；徐长卿、土茯苓祛风止痒；乌梅、五味子、白芍配甘草酸甘化阴，柔肝缓急；丹参、三棱、莪术活血养血逐瘀。本病又多由精神紧张、情绪抑郁而发作，瘙痒颇剧，夜不安寐，故用养心及重镇安神之剂。常用灵磁石、珍珠母、酸枣仁之类平肝潜阳，重镇养心安神，止痒效果较单纯用祛风止痒为佳。

十一、痒疹

痒疹，是一组以结节、风团样丘疹，奇痒为特征的急性或慢性炎症性皮肤病。其中结节性痒疹皮损特征为坚硬、圆形、红褐色或黑褐色丘疹或结节，表面粗糙，瘙痒剧烈，初起为淡红色丘疹，迅速变成半球形结节，顶部角化明显，呈疣状外观，皮损周围有色素沉着或苔藓样变。慢性经过，可长期不愈。属于中医学"马疥""栗疮""顽湿聚结"范畴。辨证以风湿郁热和血瘀风燥证为多见。治疗需清热利湿、化痰软坚、活血化瘀。

案例

袁某，男，65 岁。

初诊：2018 年 1 月 18 日。

主诉：双下肢皮疹反复 30 余年，加重 2 个月。

现病史：患者 30 年前双下肢初发皮疹，黄豆至豌豆大小丘疹，瘙痒，色红，夏季较重，入冬后好转，次年再发。后经中药治疗后好转。近年来，皮疹反复，渐渐加重，久不消退。经西药治疗后，症情反复不愈。近 2 个月来皮疹增多，瘙痒难忍，寐纳差。

检查：双下肢泛发性黄豆大小丘疹、结节，色黯红至褐色，部分表面搔抓糜烂、血痂。舌质红，苔薄白，脉弦。

中医诊断：痒疹。

西医诊断：结节性痒疹。

辨证：素体不耐，脾失健运，湿热内蕴，痰湿结聚。

治则治法：清热利湿，化痰软坚。

处方：

生地黄9 g	赤芍9 g	牡丹皮9 g	僵蚕9 g
黄芩9 g	徐长卿9 g	土茯苓15 g	金银花9 g
蝉蜕6 g	乌梅6 g	五味子9 g	丹参30 g
三棱15 g	莪术15 g	夏枯草9 g	威灵仙9 g
黄芪18 g			

14剂。医嘱其忌食辛辣发物，避免搔抓。水煎，取汤汁400 mL，分早晚温服。

二诊：2018年2月1日。糜烂已止，无新发皮疹，瘙痒有所减轻。寐纳可。舌质红，苔薄白，脉弦。上方加山慈菇15 g以助软坚化痰之功，28剂。

三诊：2018年3月1日。双下肢结节较前趋于平伏，干燥血痂，瘙痒时作。舌质红，苔薄白，脉弦。上方去夏枯草，28剂，加脉血康胶囊，每日2次，每次2粒，口服，软坚散结。

四诊：2018年3月29日。结节渐平，色素沉着、瘙痒明显好转。舌质红，苔薄白，脉弦。上方续服28剂。

【按语】

结节性痒疹，中医称为马疥。此病病因尚不明确，部分患者于蚊虫叮咬后发病，皮损为疣状结节性损害，多分布于四肢，下肢伸侧常见，病程迁延日久，伴有剧烈瘙痒。中医认为本病为素体湿热，外界火毒湿热侵犯皮肤，与瘀血互结，阻滞经络气血，结聚于腠理皮肤。患者先天体质过敏，后天失于调养，湿热内蕴，久治不愈，湿邪留恋，黏滞不去，以至顽湿聚积。方中利湿方配伍丹参、三棱、莪术活血破瘀；夏枯草、威灵仙、山慈菇软坚散结。诸药配伍，指标而求其本，湿去痰化瘀散，顽疾乃愈，疗效颇佳。

十二、变应性血管炎

血管炎指血管发生的炎症反应，导致血管壁增生、脆弱、狭窄或瘢痕化。其组织病理表现为血管内皮细胞肿胀，血管壁及其周围有炎症细胞浸润、纤维蛋白样变性或呈肉芽肿增生。此类变化会限制血液流动,并损害相应的器官和组织。血管炎的临床症状和体征变化很大,主要取决于受累血管的位置、类型和大小,常见的共同症状多数与病变血管狭窄、血流受限有关,包括疲乏、全身肌肉关节疼痛、不适、不规则发热、皮疹、局部麻木、刺痛等。血管炎和脂膜炎类疾病,在历代中医文献中分散见于"葡萄疫""血风疮""血疳""瓜缠藤""络病""脉痹""血痹""五脏痹""脱疽""狐惑""梅核火丹""湿毒流注"等多个疾病中。

变应性血管炎是指皮肤白细胞破碎性血管炎,也叫坏死性血管炎、结节性血管炎,是由多种原因引起的,影响到皮肤小血管为主的坏死性血管炎,病理表现为中性粒细胞浸润和核碎裂,即以炎症和细胞坏死为特征的皮肤血管炎。本病属于中医学"瓜藤缠"范畴。

虽然中医对变应性血管炎的病因病机尚缺乏统一认识,但大多医家认为本病与热、湿、瘀、痰、虚等密切相关。热毒伤络是关键病因。毒邪可从外直接侵袭人体,或挟时邪侵入,或与体内湿、痰、瘀等病理性产物相兼为患,各种毒邪导致变态反应产生的炎症因子造成血管损伤是络病形成的病理基础,络脉受邪且映及四肢百骸。病邪与湿和热(毒)相关,病位在皮肤脉络,脏腑涉及脾、肝、肾、肺,病机变化则与血瘀、痰湿有关。总之,血管炎由正气不足,外邪侵入,客于经脉,气血、津液运行凝滞,血涩则瘀,津停痰生,为本虚标实、虚实夹杂之证。血瘀痰浊是贯穿本病始终的重要病理因素,痰瘀互结是病程缠绵难愈的主要原因。

顾乃芳认为该病多为风热、血热、湿热之邪入络为患,邪盛致瘀,最终导致血络受损,脉络痹阻,气血瘀滞而引发各种血管炎症状,总结了因虚招邪、因邪致瘀、因瘀致损的病理过程。急性发作(活动)期辨证邪盛致新瘀,邪有风热之邪、络热之邪、热毒之邪、湿热之邪,其间或有夹杂,故治疗上以祛邪为先,风热之邪以祛风清热法为主,药用豨莶草、忍冬藤等;络热之邪以清热凉血法为主,药用生地黄、紫草等;热毒之邪以清热解毒法为主,药用紫花地丁、白花蛇舌草、仙鹤草、半枝莲等;湿热之邪以清热解毒利湿为主,药用黄连、黄芩、茵陈、泽兰等。好转缓解期辨证邪去生新、正虚瘀留,治疗以扶正与化瘀结合,祛邪药宜递减渐至停用。

案例1

余某,男,25岁。

初诊:2020年9月13日。

主诉:双小腿酸胀乏力伴皮疹1年。

现病史:患者因工作久坐,长时间下肢下垂,消退酸胀乏力,出现瘀紫结节,同时伴有夜寐欠安。曾在某医院诊断为"变应性血管炎"。

检查：双小腿散在沿血管分布瘀紫皮肤结节，约蚕豆大小，质软，触痛不明显。舌暗红苔薄，脉细。

中医诊断：瓜藤缠。

西医诊断：变应性血管炎。

辨证：气虚血瘀证。

治则治法：益气消肿，凉血祛瘀。

处方：

黄芪 10 g	防己 10 g	川牛膝 15 g	益母草 30 g
木瓜 15 g	冬瓜皮 15 g	茯苓皮 15 g	丹参 30 g
三棱 15 g	莪术 15 g	水蛭 3 g	土鳖虫 10 g
虎杖 15 g	生蒲黄 10 g	生地黄 15 g	赤芍 15 g
牡丹皮 9 g	半边莲 15 g		

14 剂。

外用：如意金黄散 1 盒，1 包药汁调，外敷。

二诊：患者药后下肢酸胀感明显减轻，结节及瘀斑较前减少变淡，部分色素沉着。上方续服 3 个月，皮疹基本消退。

 案例 2

刘某，女，57 岁。

初诊：2018 年 1 月 10 日。

主诉：双下肢皮疹 1 月余。

现病史：患者 1 个月前劳累后咽部疼痛，随之双小腿出现皮疹，伴有发热，38℃。予抗生素治疗，热退，皮疹未消退。

检查：双下肢红斑、丘疱疹，黄豆至蚕豆大小，部分溃破结痂，触之疼痛，浮肿，寐纳可，大便干结。舌质红，苔薄白，脉滑数。

中医诊断：瓜藤缠。

西医诊断：变应性血管炎。

辨证：湿热火毒，灼伤营血，血不循经，瘀结肌肤。

治则治法：凉血清热解毒，化瘀祛湿通络。

处方：

生地黄 9 g	赤芍 9 g	牡丹皮 9 g	板蓝根 15 g

紫花地丁 15 g	土茯苓 30 g	黄芪 18 g	丹参 30 g
半边莲 30 g	冬瓜皮 15 g	防己 9 g	木瓜 15 g
牛膝 9 g	白花蛇舌草 15 g	鹿衔草 15 g	蛇莓 9 g

14 剂。医嘱：抬高患肢，注意饮食，好好休息。水煎，取汤汁 400 mL，分早晚温服。

二诊：2018 年 1 月 24 日。经治疗皮疹部分消退，肿胀消，无疼痛。二便调。舌质红，苔薄白腻，脉滑数。上方加茵陈 9 g，生薏苡仁 15 g 利湿，14 剂。

三诊：2018 年 2 月 7 日。双下肢皮疹基本已消，色素沉着。舌质红，苔薄白，脉细。上方去木瓜、茵陈、薏苡仁，14 剂。

【按语】

变应性血管炎是一种免疫导致的血管炎症性疾病，急性者可能起源于咽部链球菌感染，宜清热解毒、疏风凉血，使全身症状减轻，皮疹快速消退。慢性者或有患者反复不愈，可能与长期腿部下垂姿势有关，或与久坐熬夜有关。

本病属于中医学"瓜藤缠"范畴。《医宗金鉴》中说："若湿热下注，绕胫而发结核数枚，日久肿痛，腐烂不已，名曰瓜藤缠。"其特征性损害为发生在小腿及踝部的可触及紫癜性斑丘疹、血疱、脓疱、坏死、溃疡、结节等多形性皮损，病程迁延数月至数年，发病前常有上呼吸道感染史，病因不明，与感染、药物及免疫损伤等相关。中医学认为，"湿、毒、瘀、热"为其主因。外感湿邪或湿热之邪蕴于肌肤，郁而化热，气血凝滞，日久血络损伤，病程日久，则迁延成毒，形成湿毒、热毒、瘀毒、血热等互相交结。男性患者会有饮酒后发病，究其原因主要是酒可助湿生热，导致湿热下注于小腿，聚而成火，化而为毒，内生结节，发为红斑。

因此治疗以清热利湿，解毒化火。方中生地黄、赤芍、牡丹皮、茜草、地榆清热凉血，虎杖、红藤、败酱草、白花蛇舌草、鹿衔草、重楼、板蓝根、土茯苓清热解毒，半边莲、益母草、陈皮、半夏化痰消肿。方用祛湿散热，在清热之余不忘散火，则结节得消。后期湿热散退，加用益胃养阴，驱邪之余不忘扶正。诸药之间既能相辅相成，又能攻补兼施，故可得桴鼓之效。

外用如意金黄散调糊贴敷，帮助消炎消肿，有确切辅助疗效。

十三、过敏性紫癜

过敏性紫癜，又名变应性紫癜，属中医学"紫斑病""血证"范畴，是一种以小血管炎为主要病变的全身性血管炎综合征。以皮肤紫癜、消化道出血、关节肿痛和血尿、蛋白尿等为主要表现。

 案例 1

郭某,女,19 岁。

初诊:2018 年 1 月 8 日。

现病史:1 个月前自觉神疲乏力,关节酸痛,两下肢出现大片出血斑片,经用抗过敏药物及维生素 C,仍不断有新的出血紫斑。曾在某三甲医院确诊"过敏性紫癜"。

检查:两下肢散在有芝麻至黄豆大小出血点,色由鲜红到紫红,压之不褪色,部分色素沉着斑。舌尖红、质紫,苔薄,脉细弦滑数。

中医诊断:葡萄疫。

西医诊断:过敏性紫癜。

辨证:气血两虚,营中有热,迫血妄行,瘀阻肌肤。

治则治法:养气摄血,凉血清热。

处方:

党参 15 g	黄芪 15 g	炒白术 12 g	当归 9 g
茯苓 10 g	赤芍 15 g	牡丹皮 9 g	生地黄 15 g
仙鹤草 15 g	地榆 15 g	黄芩 12 g	徐长卿 15 g
土茯苓 30 g	乌梅 6 g	五味子 6 g	太子参 15 g
炒蒲黄 10 g	远志 10 g	酸枣仁 10 g	

14 剂。知柏地黄丸 2 瓶,每日 3 次,每次 8 粒,口服。

二诊:2018 年 2 月 19 日。睡眠已安。下肢皮疹略暗。上方加茜草 15 g、泽兰 10 g,去酸枣仁、远志,14 剂。

三诊:2018 年 3 月 6 日。药后两下肢及腹部出血点由红色转淡,两上臂仍有少数新的出血点,舌淡红,苔薄。治宜凉血祛瘀,方用归脾汤凉血祛风。上方去茜草,28 剂。而后巩固近半年,双下肢皮疹基本消退。

 案例 2

花某,女,11 岁。

初诊:2018 年 11 月 28 日。

主诉:双下肢瘀斑半年。

现病史：患者近半年来下肢反复发疹，发病前有感冒、咽痛史，小腿伸侧出现皮疹，起初未予重视，未经治疗，后逐渐增多，蔓延至大腿。外院长期予激素治疗控制后，皮疹逐渐消退，目前泼尼松减量至每日 7.5 mg。仍有新皮质出现。患者库欣综合征，大便干结，夜寐尚安。

检查：下肢散在米粒至黄豆大小的瘀点、瘀斑。舌质淡红，边有齿痕，苔薄，脉细。

中医诊断：葡萄疫。

西医诊断：过敏性紫癜。

辨证：脾气虚弱，血溢脉外。

治则治法：益气健脾，凉血止血。

处方：

黄芪 15 g	防己 9 g	薏苡仁 15 g	茯苓 15 g
白术 15 g	冬瓜皮 15 g	鸭跖草 15 g	黄芩 9 g
徐长卿 15 g	土茯苓 30 g	金银花 9 g	蝉蜕 3 g
乌梅 6 g	五味子 3 g	仙鹤草 15 g	白茅根 15 g
地榆炭 15 g	藕节炭 15 g。		

7 剂，水煎，取汤汁 400 mL，分早晚温服。复方芦丁片每日 3 次，每次 1 粒，口服。

医嘱：其饮食清淡，注意休息。

二诊：2018 年 12 月 5 日。经治疗好转，瘀斑色暗，无新发。舌质淡红，边有齿痕，苔薄，脉细。激素减量至每日 1 次，每次 1 粒。上方去防己，加白豆蔻 9 g，14 剂。

三诊：2018 年 12 月 19 日。病情稳定，继续好转，舌质淡红，边有齿痕，苔薄，脉细。激素减量至每日半粒，每日 1 次。上方去冬瓜皮、鸭跖草，14 剂。

四诊：2018 年 1 月 2 日。患者小腿少许瘀斑，大部分已消退。舌质淡红，边有齿痕，苔薄，脉细。上方加白及 15 g，14 剂。

五诊：2018 年 1 月 16 日。患者不慎外感，咽喉不适。暂无新发皮疹。舌质红，边有齿痕，苔薄微腻，脉数。上方加玄参 15 g，冬凌草 15 g，14 剂。

【按语】

过敏性紫癜为一种常见的血管变态反应性疾病，因机体对某些致敏物质发生变态反应，导致毛细血管脆性及通透性增加，血液外渗，产生皮肤、黏膜及某些器官出血。中医学称之为"肌衄""湿毒发斑""葡萄疫"。其病因病机有外邪侵袭、饮食所伤、肝肾阴虚。儿童患者,发病急,症状重,变化快。

素体气营两虚,腠理不密,风热之邪气与气血相搏,脉络被血热所伤,以致血不统经,渗于脉外,渗入肌肤。风热之邪外感,内窜血络则皮肤紫癜散发;热为阳邪,故紫癜色泽鲜明,风盛则有痒感;风热与湿邪相搏,结于关节,关节肿痛,郁于肠间,则腹部疼痛;风热灼伤下焦血络,则可见尿血。热毒壅盛,迫血妄行,灼伤络脉,血液外渗,血随火升,上出清窍则鼻衄;胃络受损则齿衄;邪热损伤胃肠脉络则腹痛、呕血、便血;热毒下注膀胱则尿血。久病不愈,气虚不能摄血,故紫癜反复出现;气血不足,脾虚失健则面色苍黄,神疲乏力,食欲不振;血虚心失所养,则头晕心慌。

急性发作时以犀角地黄汤加减,凉血止血、清热解毒为主。该患者病久,脾气不足,难以统血,血溢于脉外,故加以益气健脾药,标本兼治。

症起因风热外邪而诱发,故宜用荆芥、防风逐其邪寇。邪热与血相搏,当用凉血祛瘀,生地黄、牡丹皮、赤芍伍用泽兰、红花。泽兰一味清香微温,伍同生地黄、赤芍凉血活血,入厥阴肝经,可凉血,又避免血滞。倘若患者除全身瘀斑还伴有腹痛或胃脘不适,可用木香、白术或陈皮,此为护脾胃之意,若舌苔厚腻,可用藿香、佩兰化湿运脾,有助于人体气血之生化。气为血之帅,久病气不摄血,故用黄芪、党参益气摄血,有助于后天脾胃健运。标本同治在过敏性紫癜中有其独到的含义。

十四、结节性红斑

结节性红斑是一种由真皮深层小血管和脂膜炎症所引起的红斑结节性皮肤病。以皮内及皮下结节、好发于下肢伸侧,自觉疼痛为临床特征,西医学病理提示脂膜炎。属于中医"湿毒流注""瓜缠藤"的范畴。多因素体血热或体虚,复感寒湿热等外邪,下注肢体,致使经络瘀阻而发病。

 案例 1

钟某,女,22 岁。

初诊:2020 年 8 月 26 日。

主诉:发热伴双下肢红斑肿痛 2 周。

现病史:患者 2 周来发热,每日 37～38℃,最高达 39℃。膝部皮肤红斑,皮下结节,逐渐发展为双小腿皮肤紫肿,皮下结节,腿酸痛,不能行走。每次体温升高则双腿肿痛明显加重。平素易干咳、咽痛。在某医院门诊化验抗核抗体等免疫指标未见异常,诊断为结节性红斑,予头孢、甘草酸、螺内酯口服无效。至中医医院名专皮肤科求诊。

检查:轮椅推入,热病面容,双下肢肿胀,双膝以下紫暗红斑,散在 2～3 cm 不等皮下结节,压痛,无溃破。踝足肿明显。舌红,苔黄腻。

中医诊断:瓜藤缠。

西医诊断:结节性红斑。

辨证:外感风热,热入营血伤络。

治则治法:疏散风热,凉血清热解毒。

处方:

地黄 15 g	赤芍 15 g	牡丹皮 10 g	徐长卿 10 g
黄芩 12 g	炒僵蚕 10 g	土茯苓 30 g	蝉蜕 3 g
金银花 10 g	紫草 10 g	茜草 15 g	川牛膝 9 g
赤小豆 15 g	半边莲 15 g	蒲公英 15 g	紫花地丁 15 g
白花蛇舌草 15 g	鹿衔草 15 g	虎杖 15 g	七叶一枝花 10 g

7 剂。如意金黄膏涂于绑带上外敷。

维 C 泡腾片每日 1 粒泡水喝。

藿香、佩兰、生蒲黄、芦根、麦冬(藕节、生梨、荸荠)冲服,当茶饮。

二诊:2020 年 9 月 3 日。服药后 3 日即热退,肿渐消。能行走,目前站立仍双踝发紫,走路腿酸胀。咽干咳嗽。双下肢红肿及结节消退,踝关节以下皮肤色淡紫。舌红,苔薄。

处方:

生地黄 15 g	赤芍 15 g	牡丹皮 10 g	徐长卿 10 g
黄芩 12 g	炒僵蚕 10 g	土茯苓 30 g	蝉蜕 3 g
金银花 10 g	茜草 15 g	地榆 15 g	川牛膝 9 g
赤小豆 15 g	半边莲 15 g	紫花地丁 15 g	玄参 9 g
白花蛇舌草 15 g	蒲公英 15 g	鹿衔草 15 g	虎杖 15 g

14 剂。颗粒:天冬 10 g、麦冬 10 g、玉竹 10 g、芦根 10 g、石斛 10 g,冲服。

三诊:2020 年 9 月 17 日。小腿红斑结节完全消退,色素沉着。

案例 2

唐某,男,32 岁。

初诊：2020 年 8 月 13 日。

主诉：下肢红斑、结节 1 个月，伴疼痛。

现病史：患者近 1 个月喝酒食辣后出现下肢红斑、结节，逐渐增大，红肿，表面肥厚苔藓样变，伴疼痛，无发热。病理：小叶性脂膜炎伴肉芽肿性炎症及部分坏死。二便调，寐纳可。

检查：下肢红斑，鸡蛋大小肿物，表面苔藓样变。舌红，苔薄白，脉细。

辨证：热毒瘀结，湿热下注。

中医诊断：瓜藤缠。

西医诊断：脂膜炎。

治则治法：清热解毒，化痰散结。

处方：

生地黄 9 g	赤芍 9 g	牡丹皮 9 g	板蓝根 15 g
土茯苓 15 g	茜草 9 g	地榆 9 g	川牛膝 9 g
虎杖 15 g	红藤 15 g	败酱草 15 g	白花蛇舌草 15 g
鹿衔草 15 g	重楼 9 g	半边莲 15 g	益母草 9 g
陈皮 9 g	半夏 6 g		

14 剂。水煎，取汤汁 400 mL，分早晚温服。

二诊：2020 年 8 月 27 日。红肿较前消退，肿物范围缩小，质地变软，疼痛减轻。表面暗红斑片。舌红，苔薄白，脉数。上方加木瓜 9 g，续服 21 剂。

三诊：2020 年 9 月 19 日。小腿的结节性红斑基本变平。

【按语】

结节性红斑属于中医学中"瓜藤缠"的范畴。湿热下陷于小腿，化热成毒，进而结成红斑。该患者急性发病，红肿明显，方用祛湿散热，在清热之余不忘散火，则结节得消。后期湿热散退，加用益胃养阴，驱邪至于不忘扶正。诸药之间既能相辅相成，又能攻补兼施，故可得桴鼓之效。

十五、银屑病

银屑病俗称"牛皮癣"，中医学称之为"白疕"，以"肤如疹疥，色白而痒，搔起白皮"得名，是一种有遗传背景、与免疫反应异常有关的、常见的慢性炎症性皮肤病，可伴有多系统的疾病。临床以红色丘疹或斑块覆有多层银白色鳞屑的皮损为特征。皮肤损害可泛发全身，并累及皮肤附属器和黏膜。较严重病例可发生脓疱、伴关节病变及红皮病。该病病程慢性,易于复发。银屑病病因与发病机制尚未完全阐明,现研究表示其病因涉及遗传、免疫、环境等多种因素。由于本病发病率较高,易于复发,病程较长,故对患者的身体健康和精神影响甚大。

案例1

董某,男,24 岁。

初诊:2018 年 1 月 10 日。

主诉:周身红斑鳞屑反复 6 年。

现病史:近 6 年来患者全身泛发大片点滴型红斑、鳞屑,曾经西医治疗,效果不显,冬重夏轻,历久不退。近半月来,患者感冒咽痛,皮疹逐渐增多,融合成片,瘙痒不甚。

检查:头皮、胸背、四肢泛发点滴型红色斑块,鳞屑肥厚,基底浸润潮红,其上覆盖银白色鳞屑,薄膜现象(+),点状出血实验(+)。咽壁充血,扁桃体肿大。舌质红,苔厚腻,脉弦。

中医诊断:白疕。

西医诊断:寻常型银屑病。

辨证:热毒蕴结,复受外风。

治则治法:清热解毒,凉血祛风。

处方:

生地黄 15 g	赤芍 15 g	牡丹皮 15 g	板蓝根 30 g
紫花地丁 15 g	土茯苓 30 g	生茜草 15 g	紫草 10 g
龙葵 10 g	石见穿 15 g	白英 15 g	连翘 10 g
玄参 10 g			

28 剂。嘱其忌口牛羊肉、烟酒及辛辣刺激之品,积极防治感冒。水煎,取汤汁 400 mL,分早晚温服。

二诊:2018 年 2 月 7 日。经治疗皮疹好转,皮疹颜色较前变黯红,鳞屑变薄,皮损中央自愈倾向,未见新起皮疹,扁桃体已不肿。舌质红,苔薄白,脉细。上方加丹参 30 g,莪术 15 g、平地木 10 g,继服 28 剂。

三诊:2018 年 3 月 7 日。皮损已明显变薄,中央自愈,色黯淡,鳞屑无几,部分皮损呈色素减退斑。舌质红,苔薄白,脉细。上方加天冬 10 g,麦冬 10 g、玉竹 10 g;知柏地黄丸每日 3 次,每次 8 粒,口服。嘱其谨防感冒,劳逸结合。守方继服至皮损痊愈,随访3月未见复发。

【按语】

本例患者病历6年,经久不愈,半月前感冒咽痛后,泛发点滴型皮损,并逐渐扩大肥厚,大片潮红鳞屑。舌质红,苔厚腻,脉弦。患者受风热之邪外侵,玄府闭塞,加之素体内热,郁久化火,以致血热毒邪外壅肌肤而发病。方中以生地黄、赤芍、牡丹皮,清热凉血化斑,清血中伏热,泻血中伏火;紫草、茜草凉血活血散瘀,使凉血而不留瘀;板蓝根、紫花地丁、土茯苓清热解毒,祛邪以治标实,配伍龙葵、石见穿、白英等抗肿瘤药物加强解毒之效。有实验研究表明,角质形成细胞异常增殖分化、炎症细胞浸润、免疫功能异常是寻常型银屑病主要的病理基础。而龙葵等抗肿瘤药物具有抗炎、调节免疫、促进细胞凋亡等作用,能对细胞的异常增殖起到抑制作用。风热上犯而至咽痛,故佐以连翘、玄参疏风解毒,透邪外出。连翘味苦,性微寒,尤善清热解毒,消痈散结,有"疮家圣药"之称,透热转气,使入营之热,转透气分而解。玄参味甘、苦、咸,且性微寒,有清热凉血及滋阴降火的功效。其具有环烯醚萜类、脂肪酸等化学成分,具有一定解热以及抗菌的作用。二者合用,能有效防治咽部链球菌感染。有研究表明,点滴状银屑病和上呼吸道感染密切相关,链球菌咽喉部感染常先于或者同时发生于点滴状银屑病发病期或加重期。全方解毒驱邪,贯穿始终,标本兼治,以达"治病求本"。

病久,皮肤气血耗伤,血虚风燥、肌肤失养更为明显,顾乃芳为防进一步苦寒之药伤阴,此时改用养血润燥、养阴清热之法,使阴液得复,肌肤得养。营血不足,气血循行受阻,以至瘀阻肌表,热瘀互结煎熬成块,皮损颜色转为黯红,鳞屑色白干燥,皮损肥厚浸润,似皮革状或苔藓样变。其血瘀多由热生,并且里热炽盛,多夹毒邪,此时宜凉血活血解毒使血归其经,断不可再耗伤阴血,而需消除蕴结之瘀毒,从根本上解决瘀热毒结,此乃釜底抽薪之计,故用药以清热凉血及清热解毒药为主。二诊加丹参、莪术、平地木等加强破血祛瘀,令肌肤瘀斑得消。银屑病后期,热毒耗伤营阴,生风生燥;久病及肾,肝肾不足,冲任失调,更使营血亏损。此时以养阴清热生津、补益肝肾为主,在滋养皮肤的同时提高机体免疫力,减少外邪侵袭而复发。三诊皮损已明显消退,加知柏地黄丸滋阴益肾,天冬、麦冬、玉竹等养阴润燥,以资巩固。

 案例2

李某,女,46岁。

初诊:2018年8月15日。

主诉：周身潮红、鳞屑 20 余年。

现病史：患者 20 年来，皮肤红斑、鳞屑进行性加重。每遇劳累后病情加重。长期予激素治疗。具体用药不详。近 2 年来，皮损加重，周身皮肤潮红，迅速扩延成大片，呈弥漫性潮红浸润，鳞屑如雪花状脱落。伴发热，37.5℃，四肢肿胀。大便干结，2～3 日一行。

查体：周身弥漫性潮红浸润，鳞屑如雪花状脱落，舌质红，苔薄腻，脉弦数。

中医诊断：白疕。

西医诊断：红皮病型银屑病。

辨证：血热内蕴，热毒炽盛。

治则治法：清热凉血解毒。

处方：

生地黄 15 g	赤芍 15 g	牡丹皮 15 g	板蓝根 30 g
紫花地丁 15 g	土茯苓 30 g	生茜草 15 g	紫草 10 g
仙鹤草 15 g	地榆 15 g	龙葵 10 g	石见穿 15 g
白英 15 g	鸭跖草 15 g	木瓜 15 g	冬瓜皮 30 g
羚羊角粉 0.6 g			

14 剂。嘱其忌口牛羊肉、烟酒及辛辣刺激之品，注意休息。水煎，取汤汁 400 mL，分早晚温服。

二诊：2018 年 8 月 27 日。经治疗好转，无发热，下肢肿胀缓解，二便调，舌质红，苔薄腻，脉弦数。上方去冬瓜皮，加半边莲 15 g，14 剂。

三诊：2018 年 9 月 12 日。经治疗好转，红斑转黯红，鳞屑减少，纳呆，二便调。舌质红，苔薄腻，脉弦数。上方加谷麦芽各 15 g、焦神曲 15 g，28 剂。

四诊：2018 年 10 月 17 日。经治疗好转，鳞屑如雪花飘落，周身红斑色暗淡，纳可，二便调。舌质红，苔薄腻，脉弦数。上方去紫草、羚羊角粉，加山慈菇 15 g、重楼 10 g、北沙参 15、天冬 15 g、麦冬 15 g、玉竹 15 g、石斛 15 g，28 剂。

五诊：2019 年 1 月 16 日。服药 3 个月后随访，鳞屑明显减少，皮损中间可见部分正常皮肤。舌质红，苔薄白，脉细。上方加熟地黄 15 g、当归 15 g、白芍 15 g、甘草 6 g。续服 2 个月。

【按语】

红皮病型银屑病，是银屑病中比较严重容易反复发作的一种亚型，属中医学"火丹疮""洪烛疮""红皮"等范畴。表现为在原有皮损基础上出现皮肤潮红，迅速扩大成片，出现全身弥漫性潮红浸润，皮损面积超过全身体表面积的 90%，仅有少量片状正常皮岛,每日大量脱皮屑,伴有畏寒、发热等,甚至并发心血管疾病或肝肾功能异常。中医认为红皮病型银屑病的发生与机体平衡失调、体内湿热炽盛有关,治疗需早期清热凉血解毒,后期养血润燥。方中重用凉血解毒剂,羚羊角、生地黄、赤芍、牡丹皮、板蓝根、紫花地丁、土茯苓、生茜草、紫草、仙鹤、地榆等;佐以鸭跖草、木瓜、冬瓜皮利水消肿。后期患者经期皮损加重,考虑气血不足,加四物汤养血润燥。

十六、玫瑰糠疹

玫瑰糠疹,中医称之"风热疮",中医文献中又称之血疳疮、风癣、母子疮等,是一种红斑丘疹鳞屑性急性炎症性皮肤病,皮损以被覆糠秕状鳞屑的玫瑰色斑丘疹为特征。《外科正宗》云:"风癣如云朵,皮肤娇嫩,抓之则起白屑。"本病由过食辛辣炙煿,或情志抑郁化火,导致血分蕴热,热伤阴液而化燥生风,复感风热外邪,内外合邪,风热凝滞,郁闭肌肤,闭塞腠理而发病。

 案例1

陈某,女,38岁。

初诊:2018年5月20日。

现病史:患者因在胸腹部出现粉红色斑疹1周来院就诊。患者在皮疹发生前2日出现类似感冒症状,头痛,关节酸痛,咽痛,全身乏力,继而胸部出现如铜钱般大小的粉红色皮疹,轻度瘙痒,皮疹上有少量鳞屑,患者担心患了银屑病而急于求诊。

检查:在胸部首发的粉红色皮疹呈椭圆形,略高出皮肤,上面覆盖有糠秕鳞屑,在胁肋及腹部有大小不等的粉红色斑疹,呈纺锤状,顺皮纹分布。舌尖及舌边红,脉濡细滑数。

中医诊断:风热疮。

西医诊断:玫瑰糠疹。

辨证:肝郁血热,复感风邪,内外合邪,热毒凝结,郁于肌肤,腠理闭塞。

治则治法:散风疏透,清热凉血。

处方:

| 荆芥9g | 防风9g | 浮萍9g | 生地黄12g |
| 牡丹皮9g | 紫草9g | 大青叶15g | 板蓝根15g |

连翘 9 g   黄芩 9 g   苦参 12 g   生甘草 6 g

14 剂。

二诊：2018 年 6 月 3 日。皮疹逐渐由粉红色变为暗红色，瘙痒甚减。皮肤出现细小皱纹，舌质淡，苔薄，脉濡细，辨证为血虚风燥。治则治法：养血润燥祛风。

处方：

当归 12 g   熟地黄 12 g   白芍 12 g   川芎 9 g

制何首乌 12 g   黄芪 15 g   丹参 12 g   北沙参 12 g

地肤子 12 g   益母草 12 g   白蒺藜 9 g   生甘草 6 g

14 剂。上方继续服用 2 周后，皮疹即自行消退，仅遗有暂时性色素沉着而基本痊愈。

【按语】

玫瑰糠疹是一种自限性红斑鳞屑性皮肤病，其临床体征虽与银屑病相似，但病因及预后截然不同。玫瑰糠疹的发病有季节性，好发于春秋季节，在发疹前有怕风、头痛、咽痛等风热症状。其皮疹仅在胸腹部、躯干及四肢近端，不会出现在头皮及关节部位，其红斑皮疹呈圆形或椭圆形，长轴与皮纹一致，首发斑疹较大，称为母斑，以后增加的皮疹称子斑。中医文献称本病为风热疮、血疳疮、母子疮等，如《诸病源候论》曰："本症是由恶风冷气，客于皮肤，折于血气所生。"因此本病初期当以疏散祛风为先，佐以清热凉血，遵"血行风自灭"之意。本病有前驱症状，所以体征虽然与银屑病相似，但体癣、花斑癣，不难与银屑病相鉴别。

案例 2

陈某，男，54 岁。

初诊：2018 年 12 月 26 日。

主诉：躯干红斑瘙痒 2 周。

病史：患者 2 周前咽痛后出现躯干红斑，逐渐增多，延皮纹分布，呈纺锤形，伴瘙痒。红斑上可见少量糠屑。二便调，寐纳可。

检查：躯干暗红斑片，沿皮纹分布，纺锤形。舌红，苔黄腻，脉数。

中医诊断：风热疮。

西医诊断：玫瑰糠疹。

辨证：血热内蕴，外感风邪。

治则治法：祛风止痒，凉血透疹。

处方：

生地黄 9 g	赤芍 9 g	牡丹皮 9 g	板蓝根 30 g
紫花地丁 15 g	土茯苓 30 g	茜草 9 g	地榆 9 g
丹参 30 g	三棱 15 g	莪术 15 g	木贼 15 g
薏苡仁 12 g	黄连 3 克 g	川厚朴 9 g	西青果 9 g
地龙 9 g			

水煎，取汤汁 400 mL，分早晚温服。

二诊：2019 年 1 月 10 日。服药 14 剂，患者咽痛好转，躯干红斑，色暗红；舌红，苔薄白，脉细数。上方去薏苡仁、黄连、厚朴；加麦冬 9 g、玄参 9 g。

【按语】

明代《外科启玄》认为此病由"肺受风热"所致，清代《外科大成》中称"血疳"，认为由"风热闭塞腠理"而成。多数医家认为本病外因感风热之邪、闭塞腠理，内因热邪伤阴、血热化燥、外泛肌肤所致。方中生地黄、赤芍、牡丹皮、茜草、地榆清热凉血消斑，板蓝根、紫花地丁、土茯苓、薏苡仁、木贼清热解毒抗病毒，玄参、麦冬、西青果利咽。

十七、多形红斑

多形红斑是形态及大小不定的红色皮疹，通常是紫红或深红斑或丘疹，也常有水疱或大疱，有时有结节或紫癜等损害。这些急性损害的组织内有较多渗出液，因此多形红斑又被称为渗出性多形红斑。属于中医"猫眼疮"或"血风疮"范畴。

 案例

刘某，女，37 岁。

初诊：2018 年 5 月 17 日。

主诉：双手红斑反复半年。

现病史：患者半年前劳累后，手掌出现黄豆大小红色皮疹，伴瘙痒，口腔内溃疡。经西医治疗后好转。半年来，每遇劳累后，皮疹反复，延绵难愈。

检查：双手掌见红斑、风团，黄豆至蚕豆大小，色红，呈虹膜样。舌质红，苔薄白，脉细。

中医诊断：猫眼疮。

西医诊断：多形性红斑。

辨证：湿热蕴肤。

治则治法：清热利湿，凉血祛风。

处方：

生地黄 9 g	赤芍 9 g	牡丹皮 9 g	僵蚕 9 g
黄芩 9 g	徐长卿 9 g	土茯苓 15 g	金银花 9 g
蝉蜕 6 g	防风 9 g	牛蒡子 9 g	白花蛇舌草 15 g
鹿衔草 15 g	蛇莓 9 g		

14 剂。嘱其忌口海鲜、牛羊肉辛辣刺激发物。水煎，取汤汁 400 mL，分早晚温服。

二诊：2018 年 5 月 31 日。仍有新发红斑，瘙痒。舌红苔薄白，脉细。上方加仙鹤草 15 g、板蓝根 15 g、白芍 15 g、甘草 6 g，助以解毒凉血，调节免疫，14 剂。

三诊：2018 年 6 月 13 日。经治疗好转，无新发皮疹，红斑缩小，瘙痒减轻。舌淡红苔薄白，脉细。上方加地榆 9 g，28 剂。

四诊：2018 年 7 月 19 日。患者外感后咽痛，新发少许皮疹，伴瘙痒。舌质红苔薄白，脉细。上方加连翘 9 g、玄参 9 g，28 剂。

五诊：2018 年 8 月 16 日。经治疗好转，红斑大部分消退，瘙痒缓解。舌质红苔薄白，脉细。上方加天冬 9 g、麦冬 9 g、石斛 9 g 养阴清热，28 剂。

【按语】

多形红斑，中医文献名"猫眼疮""寒疮"等。多因禀赋不耐，风寒外袭，以致营卫不和，寒凝血滞而成；或为外感风热，风热之邪郁于肌肤而发；或因风湿热邪内蕴，毒火炽盛，气血燔灼，蕴结肌肤而致；亦可因病灶感染，药物及鱼、虾、蟹类食物过敏等引起。本例患者为素体湿热内蕴，风热外侵所致，方中利湿方基础上加金银花、蝉蜕、防风、牛蒡子祛风止痒；仙鹤草、茜草清热凉血；白芍、甘草调和营卫；白花蛇舌草、鹿衔草、蛇莓清热解毒。

十八、离心性环状红斑

离心性环状红斑，是大小不定的环状或回状损害，初起时是丘疹，以后逐渐扩大，中央消退而成环状，边缘隆起，平滑和坚实，呈淡红色或淡黄色。相邻的可相融合，因而损害呈花边形、弧形、多环形或回形。不典型的皮损在红斑边缘部有小水疱、毛细血管扩张和紫癜。患者一般自觉症状不明显或轻微发痒。本病属于中医"赤游肿"范畴。

 案例

张某,女,41 岁。

初诊:2018 年 10 月 10 日。

主诉:下肢红斑反复 2 年,有胃溃疡史。

现病史:患者 2 年前无明显诱因下出现下肢环状、离心性扩大的红斑,予抗组胺药口服及激素外用治疗,病情反复,每遇感冒咽痛后易发作。患者有胃溃疡史,时有反酸不适。近 1 个月来,患者瘙痒加重,咽喉不爽,下肢红斑扩大。二便调,寐纳可。

检查:下肢环状红斑,大小不等。舌质红,苔薄腻,脉弦数。

中医诊断:赤游肿。

西医诊断:离心性环状红斑。

辨证:湿热内蕴,热毒炽盛。

治则治法:清热利湿,凉血解毒。

处方:

生地黄 9 g	赤芍 9 g	牡丹皮 9 g	僵蚕 9 g
黄芩 9 g	徐长卿 9 g	土茯苓 15 g	金银花 9 g
蝉蜕 6 g	茜草 9 g	地榆 9 g	仙鹤草 9 g
玄参 9 g	连翘 9 g	柴胡 6 g	白芍 9 g
甘草 6 g	乌梅 6 g	香橼 9 g	苏梗 9 g

14 剂。医嘱:忌口牛羊肉、烟酒及辛辣刺激之品,注意休息。水煎,取汤汁 400 mL,分早晚温服。

二诊:2018 年 10 月 24 日。经治疗好转,红斑变淡,无继续扩大,二便调,舌质红,苔薄腻,脉弦数。处方:上方去地榆,加紫草 9 g,续服 14 剂。

三诊:2018 年 11 月 8 日。经治疗好转,红斑范围明显缩小,色淡红,二便调,舌质红,苔薄白,脉细数。处方:上方去紫草、连翘,加麦冬 9 g,淡竹叶 9 g,续服 28 剂。

【按语】

离心性环状红斑为一种呈环形、离心性扩大的红斑性皮肤病,属中医学"赤游肿"范畴。其由于皮疹呈周期性、反复发作故病程可持续数年,西医使用糖皮质激素治疗虽然疗效明确,抗炎效果明显,但是容易反跳。中医辨证施治,早期清热利湿,凉血解毒,后期养阴益气。方中重用凉血药,生地黄、赤芍、牡丹皮、茜草、地榆、仙鹤草等,佐以白芍、甘草调节免疫。

十九、皮肌炎

皮肌炎,是一种以累及皮肤、横纹肌和小血管为特征的自身免疫性疾病,是多器官受累的疾病,以亚急性与慢性发病为主。皮肤表现为眶周、两颊部、鼻梁、颈部、前胸V区的水肿性紫红皮疹,手指关节伸面紫红色扁平丘疹,肘膝掌指及指关节伸面紫红色斑疹,甲根皱襞处毛细血管扩张性红斑或瘀点等。肌肉表现为对称性近端肌无力。常伴恶性肿瘤。属于中医学"肌痹""痿病"范畴。多因先天禀赋不足,气血亏虚于内,外受风、热、寒、湿邪侵袭而成。阴阳失衡为本,风寒湿痹阻为标,治疗以调和阴阳、补益气血、活血通络、祛风解毒为基本治则。

案例

周某,女,90岁。

初诊:2018年12月26日。

主诉:面部红斑10年,伴乏力。

现病史:患者20年前无明显诱因下出现面部红斑,伴灼热感,日晒后加重,逐步出现关节肌肉酸痛、乏力,不能下蹲。外院曾予激素治疗,具体治疗不详。二便调,寐纳可。

检查:面部红斑。舌红,苔薄,脉细。

中医诊断:痹病。

西医诊断:皮肌炎。

辨证:湿热困脾,气郁络阻。

治则治法:健脾祛湿,化痰通络。

处方:

生地黄9g	赤芍9g	牡丹皮9g	僵蚕9g
黄芩9g	徐长卿9g	土茯苓15g	金银花9g
蝉蜕6g	茵陈9g	薏苡仁12g	青蒿9g
银柴胡9g	地骨皮9g	茜草9g	地榆9g
白花蛇舌草15g	鹿衔草15g	蛇莓15g	

14剂。水煎,取汤汁400mL,分早晚温服。

二诊：2019 年 1 月 10 日。服药 14 剂，患者面部红斑好转，续服原方。

【按语】

皮肌炎是以皮肤、肌肉及小血管弥漫性炎症为基础的自身免疫性结缔组织疾病。脾胃虚弱为本，湿、热、瘀、毒为标，病变脏腑与脾、胃、肺、肾密切相关。阳气不足是其发生的内在基础，外邪侵袭为标实之患。常呈急性期、缓解期、恢复期交替出现，且病情易于反复。治疗时要注意扶正与驱邪并重，辨证与辨型并重。从整体出发，内外兼治。此患者为老年女性，年老体弱，此次发病为急性期，湿热困脾，气郁络阻，以利湿方为基本方加白花蛇舌草、鹿衔草、蛇莓调节免疫，佐以青蒿、银柴胡、地骨皮养阴清热。

二十、干燥综合征

干燥综合征是一种自身免疫性疾病，以黏膜干燥为主要表现，口腔、咽喉、鼻、胃、生殖器、肛门黏膜均可能发生干燥性炎症，半数患者皮肤干燥、汗液减少，或鱼鳞性变化，头发体毛干燥、变脆、脱落稀少，患者常有关节痛，或伴有肌炎、硬皮病等其他全身结缔组织疾病。属中医学"燥证""燥痹""燥毒"等范畴。

 案例

黄某，男，76 岁。

初诊：2019 年 2 月 27 日。

主诉：口干、眼干 5 年，伴掌跖角化 1 年。

现病史：患者于 2014 年 3 月无明显诱因自觉双眼干涩、口干，饮水后不能缓解，未寻求治疗。后上述症状加重，出现唾液减少，不能吞咽干物，双眼干涩、痒痛，于当地某三甲医院检查自身抗体、滤纸试验、唇腺活检等确诊为干燥综合征，之后间断服用醋酸泼尼松、甲氨蝶呤治疗，症状稍有缓解，后因不耐受药物不良反应，自行停药。近 1 年来上述症状复发加重，且伴有掌跖角化、丘疱疹，至某医院检查，手掌病理：扁平苔藓样角化病，嗜酸性粒细胞 0.63×10^9/L 偏高，现激素 3 粒每日 1 次，口服。刻下：口干眼涩，背部、四肢、臀部红斑瘙痒，掌跖角化过度，大便干结，小便正常，寐纳可。

检查：背部、四肢、臀部红斑瘙痒，掌跖角化过度，脱屑。舌质黯红、苔净，脉细数。

中医诊断：燥痹。

西医诊断：干燥综合征，扁平苔藓样角化病。

辨证：久病多瘀，燥瘀成毒。

治则治法：解郁化热，生津润燥。

处方：

生地黄9g	赤芍9g	牡丹皮9g	黄芩9g
徐长卿9g	土茯苓15g	天冬9g	麦冬9g
玉竹9g	白芍9g	甘草9g	丹参30g
白花蛇舌草9g	鹿衔草9g	蛇莓9g	金雀根9g
白茅根9g			

14剂。水煎，取汤汁400 mL，分早晚温服。

二诊：2020年3月13日。经治疗口干、眼干有所缓解，上方加石斛9g、芦根9g，14剂。

【按语】

干燥综合征是一种以侵犯外分泌腺为主的慢性自身免疫性疾病，口干、眼干为其常见症状，严重者甚至累及多个器官造成系统损害，属中医学"燥证""燥痹""燥毒"等范畴。《素问·至真要大论》有言："燥淫所胜""嗌干面尘""目昧眦疡""皆属于肝"。《医门法律》所言："燥盛则干。夫干之为害，非遍赤地千里也，有干于外而皮肤皲揭者，有干于内而精血枯涸者，有干于津液而荣卫气衰、肉烁而皮著于骨者，随其大经小络所属上下中外前后，各为病所。"本例患者为老年男性，燥胜伤津，营血亏损，久病化瘀，方中生地黄、赤芍、牡丹皮、黄芩、徐长卿、土茯苓清热利湿，丹参活血化瘀，天冬、麦冬、玉竹、白茅根养阴清热，加白芍、甘草、白花蛇舌草、鹿衔草、蛇莓、金雀根综合调节免疫。

二十一、天疱疮

天疱疮是一种自身免疫型皮肤病，是由于自身免疫系统异常导致的表皮细胞松解症。根据患者的临床表现可以分为：寻常型天疱疮、增殖型天疱疮、落叶型天疱疮、红斑型天疱疮和其他特殊类型的天疱疮。主要表现为皮肤或黏膜（口腔、生殖器）出现疼痛性水疱和溃疡。不同分型表现不同。可能由于人体免疫系统产生针对表皮棘细胞桥粒中黏附分子的抗体，攻击了自身正常皮肤黏膜细胞而发病，也可能服用药物如卡托普利、利福平等引起。属中医学"天疱疮""火赤疮""蜘蛛疮"范畴。

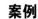 **案例**

方某,男,80 岁。

初诊:2020 年 9 月 3 日。

主诉:周身水疱、糜烂,伴口腔溃疡反复 20 余年。

现病史:患者 20 年前无明显诱因下腰背部出现水疱、糜烂,逐步蔓延四肢,伴有口腔溃疡反复发作,曾诊断为落叶型天疱疮,予激素治疗,后病情稳定。此后 20 余年间间断发作,平素急躁易怒,每遇劳累后可诱发。近期有烘热汗出,口干口苦,盗汗,二便调,寐纳可。

检查:躯干红斑、脱屑。舌质淡黯,苔薄,脉细数。

中医诊断:火赤疮。

西医诊断:天疱疮。

辨证:阴虚火旺。

治则治法:养阴清热。

处方:

知母 9 g	黄柏 9 g	山茱萸 9 g	茯苓 9 g
熟地黄 9 g	山药 9 g	泽泻 9 g	牡丹皮 9 g
白花蛇舌草 15 g	鹿衔草 15 g	蛇莓 9 g	天冬 9 g
麦冬 9 g	玉竹 9 g	石斛 9 g	芦根 9 g

28 剂。水煎,取汤汁 400 mL,分早晚温服。

二诊:2020 年 10 月 5 日。脱屑好转,皮肤暗红斑片伴色素沉着。上方加丹参 30 g,莪术 15 g,28 剂。

【按语】

明清时期即有关于天疱疮的描述,《外科启玄·天疱疮》曰:"遍身燎浆白疱,疼之难忍,皮破亦沾。"《外科大成》曰:"天疱疮者,初起白色燎浆水疱,小如茨实,大如棋子,延及遍身,疼痛难忍。"本病特征为在正常皮肤或红斑上成批出现水疱,散发性甚至遍及全身,水疱大小不等,疱壁极薄,松弛而有皱褶。疱液初为澄清,逐渐浑浊,或含血液。指压水疱壁,可向周围扩大。多累及黏膜,伴有全身症状。常因心火脾湿蕴蒸,兼感风热湿之邪,不得疏泄,外越肌肤而发病。中医学治疗天疱疮仍以清热利湿解毒为主,伤阴者以养阴生津为主,清热解毒为辅。

本例患者虽已年近古稀,但性格急躁易怒,时有烘热汗出、口干口苦,脉常有急数之象,舌质淡黯,湿热郁闭在里,已然伤及阴分所致。故治疗时不急于清热利湿,因先滋阴降火,方用知柏地黄丸加白花蛇舌草、鹿衔草、蛇莓调节免疫,加天冬、麦冬、玉竹、石斛、芦根养阴之品。

二十二、黄褐斑

黄褐斑,是一种面部获得性色素增加性皮肤病,以面颊部出现大小不定,形状不规则、边界清楚的淡褐色或者黄褐色斑片为临床特征,皮疹常分布对称,发展缓慢,可持续多每年。属于中医"鼾黑斑""肝斑"范畴。皮损特点为黄褐色斑片,颜色深浅不一,表现为淡褐色、深褐色或淡黑色色素沉着斑,大小不等、形状不规则,色斑融合片可呈典型的蝴蝶斑,皮损边界较清楚,颜色较淡则模糊不清。表面光滑,无鳞屑,无自觉症状。皮损对称性分布于颜面,以颧部、前额及两颊最为明显,亦可累及颞部、鼻梁和上唇部。

案例

郑某,女,37 岁。

初诊:2016 年 4 月 3 日。

主诉:近半年带二宝疲劳,面部两颊大片黄褐斑片,腰酸,两目干涩,纳可便调。能入睡,睡眠多梦。

检查:两颊大片淡黄褐色斑片。舌红苔薄,脉细。

中医诊断:鼾黑斑。

西医诊断:黄褐斑。

辨证:气血亏虚,肝肾不足。

治则治法:益气养血,补益肝肾。

处方:

黄芪 15 g	党参 10 g	川芎 10 g	葛根 15 g
当归 10 g	熟地黄 15 g	炒白芍 10 g	茯苓 10 g
党参 15 g	山茱萸 6 g	首乌藤 15 g	桑椹 12 g
黄精 15 g	白蒺藜 10 g	沙苑子 15 g	枸杞子 15 g
水蛭 3 g	土鳖虫 10 g	丹参 15 g	

14 剂。

二诊:2016 年 4 月 17 日。诉药后大便稀薄,次数偏多,余无不适。

上方去桑椹、白蒺藜、沙苑子;加山药 15 g、茯苓 15 g、芡实 15 g,14 剂。而后宗上方服药近 5 个月,斑片消退,体力好转,夜寐转安。停药。

【按语】

黄褐斑,中医学称之为肝斑,俗称蝴蝶斑。中医文献早有记载,清代《外科证治·面部证治》曰:"面尘又名黧黑斑,又名黧黑黯,面色如尘垢,日久煤黑,形枯不泽,或起大小黑斑与皮肤相平。"病因复杂,中医认为肝藏血,肝气郁结,气机不畅,肝失调达,脾运乏力,不能生化营血以养肝,气血不荣于面,故色素沉着。气滞则血瘀,或冲任不调,肝肾亏损,所以用熟地黄、当归、白芍、川芎,取四物汤之意养血活血、调摄冲任,用女贞子、墨旱莲、枸杞子补益肝肾,治疗黄褐斑能获得一定效果。部分女性滥用化妆品、增白剂,含有大量砷汞之剂,也是黄褐斑致病病因之一,其色素沉着往往深入到肌层,因此,色素难以完全改善。传染性乙型肝炎会导致面部毛细血管扩张,然后色素沉着,也是引起黄褐斑的原因之一,诊治过程中需要给患者做血清学及肝功能检查以明确病因,以防漏诊。

二十三、白癜风

白癜风,属于中医学"白癜""白驳风"范畴,是一种常见的获得性、局限性或泛发性皮肤、黏膜色素脱失性疾病,以患处皮肤、黏膜色素脱失、变白为主要临床特征。脱色斑大小不同,形态各异,境界明显,局限或者泛发,除色素脱失外,一般无自觉症状。

本病由肝、脾、肾三脏而致气血不和,兼风邪袭腠,搏于肌肤,或虚或瘀,以致肌肤不得气血荣养。

案例 1

唐某,男,31 岁。

初诊:2016 年 4 月 3 日。

主诉:发现全身多处色素脱失半年。

现病史:患者是私营企业主,工作压力大,经常熬夜,面部手臂出现大片白色斑片,经某医院诊断为"白癜风"。皮疹逐渐扩大增多。目前面部唇周,双手背、手臂均有皮疹。自觉焦虑,胃脘不适,胀气,纳差,晚睡,夜寐易醒。

检查:面颊、口周、手背、臂膊大片色素脱失皮疹,形状不规则,边界清楚。舌淡红,苔薄,脉弦。

中医诊断：白驳风。

西医诊断：白癜风。

辨证：肝郁脾虚。

治则治法：疏肝健脾，兼益肝肾。

处方：

党参 12 g	黄芪 15 g	炒白术 15 g	白茯苓 15 g
香橼 12 g	柴胡 6 g	炒白芍 15 g	炙甘草 6 g
佛手 6 g	川楝子 10 g	补骨脂 15 g	何首乌 15 g
沙苑子 15 g	白蒺藜 15 g	豨莶草 15 g	浮小麦 15 g

14 剂。

二诊：2016 年 6 月 12 日。皮疹症状同前，诉疲劳、腹胀。上方加枳壳 6 g、太子参 9 g，21 剂。

三诊：2016 年 8 月 7 日。皮疹同前，症情稳定，偶有痰多。上方加陈皮 6 g、制半夏 9 g，14 剂。

四诊：2017 年 3 月 5 日。诉夜寐欠安，腹部不胀。体检见白色色素脱失，斑片皮疹中心少许色素岛出现。上方去陈皮、半夏、枳壳。加黄连 6 g、肉桂 3 g、首乌藤 15 g、合欢皮 15 g，14 剂。

五诊：2017 年 4 月 2 日。夜寐较前好转，仍半夜易醒，大便稀。上方加酸枣仁 10 g、芡实 15 g，14 剂。

六诊：2017 年 4 月 30 日。皮疹缩小，色素岛增多。大便仍稀。

上方去何首乌、白蒺藜、沙苑子；加山药 15 g、浮萍 10 g，14 剂。

案例 2

吴某，男，32 岁。

初诊：2016 年 3 月 6 日。

主诉：全身散在小斑片状色素脱失 1 年。

现病史：1 年前开始手指、面部少许斑片状皮肤变白，而后逐渐增加，睡眠不好、劳累则皮损继续增多明显。目前手指、面部、颈部、腰部均有多个小片状色素缺失斑片，不能消退。平素易疲劳，时有晚睡，腰膝酸软。

检查：面、颈、腰侧、手指多发小斑片状色素脱失斑，形状不规则，边界清楚。舌淡红苔薄白，脉细。

中医诊断：白驳风。

西医诊断：白癜风。

辨证：气血亏虚，肝肾不足。

治则治法：益气养血，补益肝肾。

处方：

黄芪 15 g	党参 10 g	丹参 15 g	当归 12 g
熟地黄 15 g	山萸肉 12 g	补骨脂 12 g	豨莶草 15 g
白蒺藜 15 g	沙苑子 15 g	浮萍 10 g	女贞子 10 g
墨旱莲 15 g	桑椹 12 g	枸杞子 12 g	覆盆子 12 g

21 剂。

二诊：2016 年 4 月 3 日。皮疹同前，体力精神较前好转。上方去覆盆子加黄精 15 g，14 剂。

三诊：2016 年 7 月 24 日。皮疹中见少许色素岛，药后大便增多。上方去枸杞子、桑椹。加茯苓 15 g，28 剂。

四诊：2016 年 8 月 21 日。症情稳定，大便偏稀，上方加山药 12 g，芡实 15 g，14 剂。

五诊：2016 年 9 月 4 日。皮疹缩小，边缘正常皮肤向内延伸，中间色素岛增多。上方加僵蚕 10 g，28 剂。

六诊：2017 年 1 月 22 日。皮疹明显缩小减少，面颈部、腰部皮疹与正常皮肤分辨不出。手指仍有三枚小斑片，周边色素亦向内爬伸。上方加覆盆子 12 g。

案例 3

周某，女，9 岁。

初诊：2018 年 1 月 17 日。

主诉：发现胸前白斑 2 个月。

现病史：患者于 2 个月前胸前发现蚕豆大小白斑，逐渐扩大，增至钱币大小，无明显自觉不适。曾予药膏外搽，具体不详，无明显缓解。有过敏性鼻炎史。平素胃纳一般，大便偏干，夜寐梦多。

检查：胸前有 5 cm×6 cm 大小的色素减退斑一块。白斑边缘清楚。舌质淡红，苔薄，脉细。

中医诊断：白驳风。

西医诊断：白癜风。

辨证：肝肾不足，气血失和，气滞血瘀，肌肤失养。

治则治法：益气养血，滋补肝肾。

处方：

党参9 g	黄芪9 g	太子参9 g	茯苓9 g
当归9 g	熟地黄9 g	沙苑子9 g	白蒺藜9 g
桑椹子9 g	山茱萸9 g	女贞子9 g	墨旱莲9 g
浮萍9 g	补骨脂9 g	豨莶草9 g	夜交藤15 g

21剂。嘱其减少日光暴晒。水煎，取汤汁400 mL，分早晚温服。

二诊：2018年2月7日。无新发皮疹，寐纳可。舌质淡红，苔薄，脉细。上方加黄精15 g，28剂。

三诊：2018年3月7日。皮损局部略有缩小，感冒后舌红，苔白腻，脉细。上方加薏苡仁15 g，豆蔻9 g，续服2个月。

四诊：2018年5月9日。白斑中间可见点状色素斑，寐纳可，二便调。上方去薏苡仁、豆蔻，加山药15 g，续服28剂。

【按语】

白癜风，中医文献称"白癜"，《医宗金鉴》称"白驳风"，认为本病"由风邪相搏于皮肤，而令气血失和"所致。此病异常顽固，慢性病程，易诊难治。

顾乃芳对白癜风辨证，认为是虚证。患者先天禀赋不足，气血亏虚，肝、脾、肾不足，兼以气郁。治疗以调气血、健脾胃、补肝肾为主，辅以疏肝理气。方用八珍汤加二至丸等滋补肾阴药物。从西医学的角度来看，白癜风色素减退的原因与下丘脑色素形成细胞功能减退相关。肾主骨生髓，肝藏血，故临床应补肝肾滋阴。肾为先天之本，脾胃为后天之本，后天培补先天，故应用益气健脾。考虑临床上患者多见焦虑压力大，故辅以疏肝理气药物。顾乃芳将中医辨证的重在补虚与西医学辨病提高机体免疫结合起来，治疗上以益气养阴补肾之品扶正培本，增强机体免疫力，许多患者经治疗后，确有一定的疗效。由此可见，病证结合，遣方用药，是顾乃芳独具匠心的构思。

二十四、脂溢性皮炎

脂溢性皮炎是发生于皮脂溢出部位的一种慢性炎症性皮肤病。本病属于中医"白屑风""面游风"的范畴。"白屑风"病名首见于明代李梴《医学入门》："头生白屑，肺之证也。肺主皮毛，故因风热而头皮燥痒，生白屑。"明代陈实功《外科正宗》曰："白屑风多生于头面、耳项、发中，初起微痒，久则渐生白屑，叠叠飞起，脱而又生,此皆起于热体当风,风热所化。""面游风"见于清代《医宗金鉴·外科心法要诀》中记载:"此证生于面上,初发面目浮肿,痒若虫行,肌肤干燥,时起白屑,次后极痒,抓破,热湿盛者津黄水,风燥盛者津血,痛楚难堪。"上述医著中均可见类似本病临床表现的论述,病因病机医家多认为本病与肺热熏蒸、风热血燥有关。由平素血热、过食辛辣厚味,以致阳明胃经湿热受风而成。过食肥甘厚味、辛辣之品,以致脾胃运化失常,酿湿生热,湿热蕴结肌肤而成,表现以油性皮损为主,治疗以清热化湿解毒。风热之邪外袭,郁久则阴伤血燥,或素体血虚外感风热之邪,蕴阻肌肤,肌肤失却濡养,表现以干性皮损为主。治疗以祛风养血、滋阴润燥。

 案例 1

陈某,男,25 岁。

初诊:2018 年 3 月 6 日。

主诉:头面部及背部弥漫性淡红斑 1 年。

现病史:额头鼻翼上覆油脂性鳞屑,毛孔粗大。病症时轻时重,轻度瘙痒,唇红口燥,大便秘结。西医明确诊断为脂溢性皮炎,多种药物治疗无效。

检查:面部及背部弥漫性红斑,油光,毛孔粗大,额头鼻翼上覆油脂性鳞屑。舌质红,苔薄黄,脉弦数。

中医诊断:面游风。

西医诊断:脂溢性皮炎。

辨证:肺胃积热。

治则治法:泻肺清热通腑。

处方:

野菊花 10 g	虎杖 15 g	川芎 9 g	葛根 15 g
黄芩 12 g	枇杷叶 10 g	蒲公英 15 g	紫花地丁 15 g
白花蛇舌草 15 g	鹿衔草 15 g	侧柏叶 10 g	生山楂 15 g

外用:三黄洗剂涂搽,每日 2 次。

治疗 1 个月后皮损减少,红色变淡,2 个月后临床症状消失,皮疹完全消退,停药。予知柏地黄丸中成药,每日 3 次,每次 8 粒,长期口服。随访 2 年无复发。临床痊愈。

【按语】

顾乃芳师古而不泥古,以野菊花、黄芩、枇杷叶等清肺胃热,以蒲公英、紫花地丁、白花蛇舌草、鹿衔草清热解毒,野菊花擅疏散上扬头面之风热,也起清热解毒之功效；并选用现代药理研究证实有较好降脂作用的生山楂、生侧柏叶、虎杖等去油降脂。针对本病部分患者皮脂分泌过旺是由雄激素水平偏高所致，选用滋阴降火的知柏地黄丸调节内分泌，以降低雄激素水平，作为疾病后期调节体质用药，巩固治疗，对脂溢性皮炎的治疗往往取得满意的疗效。

案例2

徐某，女，50岁。

初诊：2018年8月1日。

主诉：头皮瘙痒脱屑10年余。

现病史：患者近10年来头皮反复瘙痒，干燥，皮屑多，梳发时有大量灰白色麸皮样鳞屑脱落，冬季加重。长期外用二硫化硒洗剂，能暂时缓解症状，但病症反复，迁延不愈。二便调，纳可，寐差。

检查：头皮糠秕状脱屑，干燥，鳞屑下皮肤有轻度红斑。头发干枯、稀疏。舌质淡红，苔薄白，脉细。

中医诊断：白屑风。

西医诊断：脂溢性皮炎。

辨证：风热血虚，化燥生风。

治则治法：养血润燥，熄风止痒。

处方：

黄芪15 g	熟地黄15 g	当归15 g	川芎9 g
葛根9 g	白芍15 g	黄精15 g	丹参15 g
僵蚕9 g	黄芩9 g	徐长卿15 g	土茯苓15 g
乌梅6 g	五味子3 g	夜交藤15 g	茯神15 g

14剂。水煎，取汤汁400 mL，分早晚温服。

二诊：2018年8月15日。头皮瘙痒明显好转，头屑减少，寐安。上方去僵蚕加女贞子15 g，墨旱莲15 g，21剂。

三诊：2018年9月5日。梳发时无明显皮屑脱落，头皮皮疹消退，瘙痒不显。处方：上方续服28剂以资固本。

【按语】

头皮脂溢性皮炎属中医学"头风白屑""头风屑""白屑风"等范畴。患者禀赋素弱、阴血亏虚、津血亏耗，"津血同源"血虚头皮失于濡养，津亏头皮失于滋润，可见头皮脱屑、瘙痒等表现。方用四物汤合二至丸加味以养血润燥止痒。

干性皮脂溢是皮脂腺分泌功能亢进所致的皮脂腺分泌过多,同时毛囊部糠秕孢子菌感染,导致毛囊口出现湿疹样海绵水肿性炎症表现,以头皮出现弥漫灰白色、油腻性、糠皮状皮屑为特征。顾乃芳治疗以养血润燥、补益肝肾为主。四物汤养血润燥,川芎、葛根轻轻上扬,引药向上并行血,丹参活血凉血祛瘀;女贞子、墨旱莲、制何首乌、蒺藜养肝血,润肠通便解毒;麦冬、玉竹、黄精、桑椹滋阴养血、补益肺肾。威灵仙、夏枯草、平地木软坚散结,使厚皮变薄皮,全方共奏养血润燥、补益肝肾之功。

二十五、脂溢性脱发

脂溢性脱发是一种在皮脂溢出的基础上引起的脱发。以头部皮脂溢出、头屑多、瘙痒、脱发为临床特点、整个病程呈慢性,可长达10余年。脂溢性脱发中医属"蛀发癣""发蛀脱发"范畴。初期以血热风燥、肺胃蕴热为主,病久不愈可出现血虚风燥、肝肾不足的证候。但总属本虚而标实之证。当肺胃蕴热偏盛时,亦当先祛其邪而治其标,治标祛邪不能忘记固本。

基于上述认识,顾乃芳认为治病必求其本,对脂溢性脱发的治疗,清肺热化肠胃湿为辅,而以补益肝肾、养血生发为主。补益肝肾可以达扶正祛邪之目的,阴液得复则虚火收敛。临床上常以生地黄、麦冬、女贞子、墨旱莲、沙苑子、白蒺藜、桑椹、黄精为主药,这是治疗脂溢性脱发养肝肾阴之要药。酌加黄芩、桑白皮、白花蛇舌草、薏苡仁,清肺热兼化肠胃之湿,佐以赤芍、牡丹皮、丹参和营凉血,治疗每多取效。同时根据病情随证加减,如皮损油脂分泌过多者,加生山楂、侧柏叶;面部皮肤红者,加赤芍、牡丹皮;瘙痒者,加防风、徐长卿、土茯苓;湿热较甚者,加茵陈、薏苡仁;便秘者,加决明子。

现代药理研究证明,生山楂、侧柏叶、白花蛇舌草、丹参均有减少和抑制皮脂腺分泌过盛的作用。其中丹参含有的丹参酮还有改善微循环的作用,对金黄色葡萄球菌有较好的抗菌效能。养阴药物女贞子等具有提高机体免疫功能、调节能量代谢、提高机体抗病能力的作用。女贞子、白花蛇舌草有类似雌性激素的作用。内分泌紊乱、雄性激素水平偏高是本病发病原因之一,加用女贞子等药物,推测可降低雄性激素水平,从而调整内分泌功能,使病情好转。

案例1

陈某,女,25岁。

初诊：2018 年 3 月 8 日。

主诉：头发油腻,脱发稀疏 1 年。

现病史：患者近 1 年来自觉发际线抬高,头发稀疏。

检查：头发油腻成束,头顶头发稀疏,可见头皮。舌红,苔薄,脉细。

中医诊断：发蛀脱发。

西医诊断：脂溢性脱发。

辨证：肾虚血热。

治则治法：清热滋肾,养血生发。

处方：

野菊花 10 g	虎杖 15 g	川芎 6 g	葛根 15 g
山楂 15 g	生侧柏叶 15 g	黄芩 12 g	枇杷叶 15 g
地骨皮 15 g	蒲公英 15 g	紫花地丁 15 g	白花蛇舌草 15 g
鹿衔草 15 g	土茯苓 30 g	芡实 15 g	山药 15 g
黄精 15 g	女贞子 15 g	墨旱莲 15 g	

每日服 1 剂,煎 2 次,每次约 200 mL,早、晚各服 1 次。

案例 2

原某,男,26 岁。

初诊：2018 年 7 月 14 日。

主诉：头发油腻脱发 2 年。

现病史：每日清洗头发,脱发渐多,日渐稀疏。

检查：头发油腻稀疏,头顶尤甚,部分红色小丘疹。舌尖红,苔薄,脉左尺弱。

中医诊断：发蛀脱发。

西医诊断：脂溢性脱发。

辨证：肾虚血热。

治则治法：清热滋肾,养血生发。

处方：

野菊花 10 g	虎杖 15 g	川芎 6 g	葛根 15 g
山楂 15 g	生侧柏叶 15 g	赤芍 15 g	牡丹皮 10 g
地骨皮 12 g	黄芩 12 g	枇杷叶 15 g	白花蛇舌草 15 g
鹿衔草 15 g	土茯苓 30 g	桑椹 15 g	百部 15 g

黄精 12 g　　　　女贞子 15 g　　　　墨旱莲 15 g

每日服 1 剂,煎 2 次,每次约 200 mL,早、晚各服 1 次。

【按语】

脂溢性脱发,首因饮食睡眠导致肺胃蕴热,湿浊内阻,日久伤阴,损及肝肾。肾乃先天之本,其华在发。肾主毛发,毛发的浓密稀疏与肾气有着密切的关系,同时,发为血之余,肝藏血,故补益肝肾对于头发生长有重要作用。应用黄芩、枇杷叶、虎杖、蒲公英等清肺胃热,以山楂、侧柏叶去痰浊热毒,桑椹、黄精、女贞子、墨旱莲滋阴养血,补益肝肾,共同改善代谢紊乱,减少头部皮脂分泌,促进毛发生长。

二十六、痤疮

寻常痤疮,是一种毛囊皮脂腺的慢性炎症性疾病。各年龄段人群均可感病,以青少年发病率为高。

中医学称为"粉刺"或"肺风粉刺",因素体阳热旺盛,热蕴肺经,复受风邪外袭,熏蒸面部;或过食肥甘厚味辛辣之品,致使湿热内蕴,上蒸颜面而发。《素问·五藏生成》曰:"肺之合皮也,其荣毛也。"肺主气,与皮毛相通。肺通过宣发卫气,调节腠理开合,能够将津化为汗,从而滋润皮肤。肺脏宣发肃降功能正常,则卫气能够布散到全身并发挥作用,所以说若肺卫功能失常,肌肤失于防御,皮肤就会受外邪侵袭而病变。

案例 1

姚某,男,29 岁。

初诊:2018 年 4 月 3 日。

主诉:面胸背部皮疹囊包反复 2 年。

现病史:2 年来面部前胸后背反复皮疹囊包发作,伴便秘。

检查:面颊、额、鼻处可见红色毛囊性丘疹及暗红结节,囊肿集聚,内见脓血,胸背部见红丘疹及色素沉着。舌红苔白脉弦滑。

中医诊断:肺风粉刺。

西医诊断:痤疮。

辨证:肺胃蕴热。

治则治法:清肺胃热解毒。

处方：

野菊花 10 g	虎杖 15 g	川芎 6 g	葛根 15 g
赤芍 15 g	牡丹皮 9 g	蒲公英 15 g	紫花地丁 15 g
白花蛇舌草 15 g	鹿衔草 15 g	紫草 10 g	茜草 15 g
大血藤 15 g	苏败酱 15 g	重楼 10 g	

14 剂。倒模 1 次。

二诊：2018 年 4 月 17 日。皮疹发作减少，熬夜仍发。检查：面部、胸、背丘疹颜色变暗，面部脓肿渐消，硬结变小，有暗褐色色素沉着，鼻翼有 1 粒囊肿，色暗红。予以清肺胃热，解毒逐瘀。上方加水蛭 6 g、土鳖虫 10 g、丹参 30 g、莪术 15 g，14 剂。并配合倒模 1 次。

三诊：2018 年 5 月 4 日。皮疹减少，少发。检查：面部、胸、背色素沉着，面部少许小丘疹。治法：清肺胃热，解毒逐瘀。上方减去大血藤、苏败酱、葛根，14 剂。倒模 1 次。

四诊：2018 年 5 月 18 日。皮疹发作减少，熬夜仍发。检查：面部、胸、背丘疹颜色变暗，色素沉着，鼻翼囊肿，色暗。治法：清肺胃热，解毒逐瘀。上方减去紫草，加三棱 15 g、土茯苓 30 g，14 剂。倒模 1 次。

案例 2

谢某，男，19 岁。

初诊：2018 年 5 月 4 日。

主诉：面部皮肤遍布皮疹囊包 3 个月。

现病史：患者近 3 个月面颊、额红丘疹，囊包，痛，痒。大便干结。

检查：面颊、额红丘疹，囊包，皮肤油光。舌淡苔薄腻。

中医诊断：肺风粉刺。

西医诊断：痤疮。

辨证：肺胃蕴热。

治则治法：清肺胃热解毒。

处方：

野菊花 10 g	虎杖 15 g	川芎 9 g	葛根 15 g
生山楂 15 g	生侧柏叶 10 g	赤芍 10 g	牡丹皮 6 g
黄芩 12 g	枇杷叶 10 g	蛇舌草 15 g	鹿衔草 15 g
蒲公英 15 g	紫花地丁 15 g	重楼 10 g	土茯苓 30 g

丹参 15 g　　　茜草 15 g　　　地榆 15 g

14 剂。消炎灵加蒲公英、紫花地丁、大血藤、败酱草、重楼颗粒各 1 包,外用。倒模 2 次。

二诊:2018 年 5 月 18 日。皮疹较前减轻,没有新发。检查:面颊、额暗红褐色痘印,囊包已平。治法:清热解毒。上方续服 14 剂。嘱:忌牛羊肉、火锅、烧烤、咖啡、巧克力、辛辣刺激食物。

三诊:2018 年 6 月 1 日。皮疹没有新发,药后腹泻。检查:面颊、额暗褐色素沉着。治法:清热解毒。上方减去山楂、地榆,加莪术 15 g、三棱 15 g、仙鹤草 15 g,改野菊花 6 g、白花蛇舌草 12 g、鹿衔草 12 g、蒲公英 12 g、紫花地丁 12 g,14 剂。

 案例 3

李某,女,19 岁。

初诊:2019 年 3 月 12 日。

主诉:面部皮肤油,发作皮疹 1 年。

现病史:患者近 1 年,面颊、额反复发作红丘疹。平时大便稀溏。

检查:面颊、额红丘疹。皮肤油。舌淡苔薄腻。

中医诊断:肺风粉刺。

西医诊断:痤疮。

辨证:肺胃蕴热。

治则治法:清肺胃热解毒。

处方:

野菊花 10 g　　　虎杖 15 g　　　川芎 9 g　　　葛根 15 g

山楂 15 g　　　生侧柏叶 10 g　　　赤芍 10 g　　　牡丹皮 6 g

黄芩 12 g　　　枇杷叶 10 g　　　白花蛇舌草 15 g　　　鹿衔草 15 g

蒲公英 15 g　　　紫花地丁 15 g　　　重楼 10 g　　　茯苓 15 g

扁豆 15 g　　　山药 15 g

14 剂。消炎灵加蒲公英、紫花地丁、大血藤、败酱草、重楼颗粒各 1 包,外用。

倒模 1 次。

二诊:2019 年 3 月 26 日。皮疹没有新发。大便每日 4 次。检查面颊、额红丘疹已变暗。舌淡苔薄腻。

处方:

野菊花 6 g	虎杖 15 g	川芎 9 g	葛根 15 g
生山楂 15 g	生侧柏叶 10 g	赤芍 10 g	牡丹皮 6 g
黄芩 12 g	枇杷叶 10 g	白花蛇舌草 15 g	鹿衔草 15 g
蒲公英 12 g	紫花地丁 12 g	重楼 10 g	茯苓 15 g
扁豆 15 g	山药 15 g		

14 剂。消炎灵加蒲公英、紫花地丁、大血藤、败酱草、重楼颗粒各 1 包,外用。

倒模 2 次。

案例 4

甘某,男,23 岁。

初诊:2018 年 1 月 18 日。

主诉:面部丘疹反复 3 年。

现病史:患者 3 年多来鼻尖及口周出现潮红,逐渐扩大,并起丘疹、脓疱,鼻周油腻,自觉微痒,反复发作。伴有心烦易怒、渴喜冷饮,大便干结。

检查:面部丘疹、脓疱,绿豆至黄豆大小。舌质红,苔薄白,脉弦滑。

中医诊断:粉刺。

西医诊断:痤疮。

辨证:肺胃蕴热,血热郁结。

治则治法:清肺胃热,凉血活血。

处方:

野菊花 9 g	虎杖 9 g	川芎 6 g	葛根 9 g
山楂 15 g	侧柏叶 15 g	地榆 15 g	茜草 9 g
黄芩 9 g	枇杷叶 9 g	地骨皮 9 g	土茯苓 30 g
白花蛇舌草 15 g	赤芍 9 g	牡丹皮 9 g	

14 剂。医嘱:忌口辛辣油腻。水煎,取汤汁 400 mL,分早晚温服。

二诊:2018 年 2 月 1 日。面部丘疹、脓包变平,色黯红。舌质红,苔薄白,脉弦滑。上方加重楼 10 g、丹参 30 g,14 剂。

三诊:2018 年 2 月 15 日。脓包已消退,丘疹少量,米粒大小。色素沉着。舌质红,苔薄白,脉弦。上方加莪术 15 g 活血祛瘀,14 剂。

四诊:2018 年 3 月 1 日。皮疹已消,色素沉着。舌质红,苔薄白,脉弦。上方去重楼,加三棱 15 g,巩固治疗 1 个月。

【按语】

患者正当"天癸"旺盛之时,因工作压力大,虚火内生,阴血暗耗,加之湿热内阻,故而皮损反复发作,持久不愈。

若患者初诊时皮疹泛发,色红,触之疼痛,以炎性丘疹、脓疱为主,热象明显,故当"急则治其标",以清解肺胃湿热为先,用枇杷清肺饮加减,加野菊花、虎杖、蒲公英、紫花地丁、白花蛇舌草、重楼等清热解毒;赤芍、牡丹皮、地榆、茜草清热凉血;川芎、葛根引药上行。后期湿热已消,痰瘀互结,加丹参、莪术等活血化瘀药消除痘印。

方中黄芩清热燥湿、泻火解毒、凉血为主药;枇杷叶性凉,善下气,气下则火不升而胃自安,佐以赤芍、牡丹皮清热解毒凉血迅速控制病情发展。菊花、白花蛇舌草、蒲公英清热解毒;丹参具有活血凉血消痈之功;赤芍清热凉血,桑白皮清泻肺热,生山楂善消肉食积滞兼活血化瘀,配伍生侧柏叶消除粉刺脂栓,三棱、莪术活血化瘀散结,诸药合用,共奏清肺胃热、凉血解毒、活血散结之功。

二十七、玫瑰痤疮

玫瑰痤疮,最常见的"酒渣鼻",是一种好发于面中部、主要累及毛囊皮脂腺单位和面部血管的慢性炎症性疾病,蠕形螨寄生在人体皮肤而引起的皮脂腺慢性皮肤炎症是疾病的主要原因之一。

案例 1

宋某,女,43 岁。

初诊:2018 年 4 月 23 日。

主诉:面部反复红斑伴面部瘙痒 2 年,加重 2 月余。

现病史:曾去某三甲医院以过敏性皮炎治疗未效。初诊诉:面红,皮疹,遇热空调和日晒、情绪激动即面红加重,伴灼热、紧绷、轻度瘙痒。纳眠可,便调。

检查:面油,毛孔粗大,双面颊及鼻部鲜红斑,散在丘疹,毛细血管扩张。舌红,苔腻淡黄,脉数。

化验:鼻翼部取材镜检蠕形螨(+),计数可见 8 条。

中医诊断:酒渣鼻。

西医诊断：玫瑰痤疮。

辨证：肺胃蕴热证。

治则治法：清肺胃热。

处方：

野菊花 10 g	黄芩 12 g	枇杷叶 10 g	川芎 9 g
葛根 15 g	赤芍 12 g	牡丹皮 9 g	蒲公英 15 g
紫花地丁 15 g	白花蛇舌草 15 g	鹿衔草 15 g	生山楂 15 g
百部 10 g			

14 剂。水煎 400 mL,分早晚 2 次温服。

配以甲硝唑 0.2 g,每日 3 次,每次 1 片,口服。

外用金银花煎液冷敷,每日 1 次,每次 20 分钟。

二诊：经治疗 2 周,皮损明显减轻,丘疹已少发,两颊红斑较前变淡,遇热面红。上方去野菊花,加桑白皮 10 g、地骨皮 10 g,14 剂。继续甲硝唑口服。停用金银花冷敷。

三诊：丘疹红斑已大部分消退,遇热面红不明显。毛孔仍粗。可见毛细血管扩张。中药上方续服 14 剂。继续甲硝唑口服。予复方芦丁片每次 2 片,每日 3 次。

四诊：红斑丘疹已退,显微镜检,低倍镜蠕形螨(一)。中药上方去百部,续服 14 剂巩固治疗。予停甲硝唑。不必复诊,嘱注意日常防护。而后电话随访,至今未复发。

【按语】

方中黄芩、枇杷叶归肺经,清上焦热邪,配以野菊花、蒲公英、紫花地丁、白花蛇舌草、鹿衔草清热解毒,清肌肤之热,葛根入肺、胃二经,可解上焦郁热,川芎引经直达头面,二药配伍宣发肌表;赤芍、牡丹皮清热凉血解郁,生山楂祛油,百部杀虫,组方精妙。甲硝唑为治疗蠕形螨的有效药物。二诊时患者皮疹较前减轻,停用冷敷。口服药去野菊花。用桑白皮泻肺金而利脾土;地骨皮清虚热凉血,二者配伍改善皮肤遇热泛红的症状。三诊患者进一步好转,但仍未根治,故嘱甲硝唑续服;并予复方芦丁片改善毛细血管扩张。四诊皮疹基本消退,蠕形螨镜检(一),停用甲硝唑,中药方中去百部,巩固治疗 2 周。

案例 2

胡某,女,58 岁。

初诊：2019年3月3日。

主诉：患者以面部反复红斑、脓疱伴瘙痒5月余为主诉来诊。

现病史：半年前曾在医院护理患病母亲，租用医院毛毯作为寝具。而后出现面部痒，自涂激素类药膏无效。初诊症见：面红，脓疱，瘙痒。纳眠可，便干结。

检查：双面颊及鼻两侧鲜红斑，略水肿，多发脓疱丘疹，毛孔粗大，蜕皮。舌红，苔少，脉细数。

化验：镜检鼻翼部蠕形螨（＋），计数见10条，聚集。

中医诊断：酒渣鼻。

西医诊断：玫瑰痤疮。

辨证：热毒炽盛证。

治则治法：清热凉血解毒。

处方：

生地黄15 g	赤芍12 g	牡丹皮10 g	紫草10 g
茜草10 g	地榆15 g	蒲公英15 g	紫花地丁15 g
大血藤15 g	苏败酱15 g	百部10 g	土茯苓15 g
甘草6 g	决明子15 g		

14剂，每日1剂，水煎400 mL，分早晚2次温服。

盐酸米诺环素胶囊100 mg口服，每日2次，服2周。

二诊：经治疗2周皮损明显减轻，脓疱已消退，少许丘疹，两颊红肿较前变轻，面红。大便用药后即通畅。不更方，上方续服14剂。停用盐酸米诺环素口服。

三诊：红斑已变淡，丘疹渐退。毛孔仍粗。上方去紫草、茜草，加黄芩12 g、地骨皮9 g，续服14剂。

四诊：面遇热泛红，无脓疱丘疹。镜检蠕形螨（＋），计数2条。上方续服28剂，每日1剂，至皮肤不红不痒，停药。

医嘱：注意皮肤防护，不用保湿护肤及化妆品，避免再发。

【按语】

热毒炽盛证的玫瑰痤疮，中医治疗主要以清热凉血、泻火解毒为主，处方由三种药物组成，一为清热凉血之药，生地黄、赤芍、牡丹皮，再配以紫草、茜草、地榆加强清热凉血之功；二为清热解毒之药，蒲公英、紫花地丁、大血藤、苏败酱清热解毒泻火；三为利湿杀虫之药，土茯苓、百部；甘草则可缓和诸药，共奏清热凉血解毒之功。西药盐酸米诺环素胶囊为半合成四环素类抗生素,伴有脓疱型玫瑰痤疮应用盐酸米诺环素治疗有效,但副作用大,易引起肝损伤,故中病即止。中药根据病情轻重而加减,可减轻面部红肿脓毒,调节血液循环,祛除湿热,破坏寄生虫生活环境,避免复发。

二十八、斑秃

斑秃,属于中医学"油风""鬼剃头"范畴,是一种突然发生的局限性非炎症性、非瘢痕性斑片状脱发。临床皮损特点为圆形或椭圆形斑片脱发,边界清楚,逐渐扩大或脱发区增多。无痛痒等自觉症状,可在洗发触摸或被他人发现,脱发区皮肤正常。严重时眉毛、胡须、腋毛、阴毛、毳毛等均可脱落。

发为血之余,气能生血,肝藏血,肾华在发。故脱发与气血、肝肾密切相关。引起本病诱因多为情绪紧张焦虑、压力大,或者病后、产后气血亏虚。治病求本,以益气养血、调补肝肾为主,根据患者个体化情况辨证,调补肾阴为主,兼补肾阳,并益气养血安神,适当辅以疏肝理气,改善情绪压力。

案例

康某,女,36 岁。

初诊:2018 年 10 月 8 日。

主诉:发现头部 2 处斑片状脱发 1 个月。

现病史:患者长期工作紧张,近 1 个月发现头部散在两处脱发斑片,伴有头晕目干涩、腰酸,夜寐不安,多梦易醒,面色少华,大便时干,胃纳可。

检查:枕后头皮钱币状脱发 2 枚,舌质淡,苔薄,脉细。

辨证:气血不足,肝肾亏虚。

治则治法:益气养血,调补肝肾。

处方:

黄芪 15 g	当归 12 g	党参 12 g	熟地黄 12 g
山茱萸 9 g	白茯苓 15 g	川芎 9 克	葛根 15 g
女贞子 15 g	墨旱莲 15 g	桑椹 12 g	沙苑子 10 g
茯神 15 g	首乌藤 15 g	珍珠母 30 g	黄精 12 g
白蒺藜 10 g	丹参 30 g		

14 剂。

二诊：2018年10月22日。睡眠明显好转，精神、体力好转，仍腰膝酸软。上方去珍珠母、茯神、首乌藤，加杜仲15 g、续断15 g，14剂。

三诊：2018年11月5日。经用药1个月后毛发停止脱落，局部斑脱区可见白色毳毛新生。头晕、目涩减而未除，仍腰酸。上方加枸杞子30 g、白菊花10 g、石斛15 g、麦冬15 g。14剂。

四诊：2018年11月19日。脱落处毛发均在生长，面色转红润，夜寐也转安宁，在治疗期间体质得到了增强。上方续服14日。经上药继续调治2个月，秃发区已长出新发，取得较好的治疗效果。

【按语】

本证为虚证，因工作紧张暗耗气血，睡眠不佳，肝肾亏虚，而致脱发。治亦从根本入手，益气养血，补益肝肾辅以疏肝解郁。黄芪、党参益气养血，当归、丹参活血补血，黄精、山茱萸、女贞子、墨旱莲、沙苑子、白蒺藜补益肝肾，首乌藤、珍珠母、茯神安神养血，川芎、葛根引气血向上，为引经药。

本案患者斑秃，与其工作紧张焦虑有关，本属肝血虚、肾阴不足。肝藏血，发为血之余，肝主筋，爪为筋之余。在脱发的患者中尚会累及指甲。肾主骨，骨生髓，其华在发，毛发生长与兴衰和肾阴、肾气有关。肝失调达，阴血暗耗，生化之源不足，肝体失养，全身症状可出现头晕目涩、腰酸腿软，并伴有头发脱落，治本予调补肝肾，佐以益气养血安神。在实践中通过治疗体会到斑秃也是神经、内分泌、免疫三大系统失衡后的结果，因此需调整神经、内分泌、免疫的动态平衡。药物治疗的同时辅助心理疏导，两者相得益彰，可以起到异曲同工的加倍效果。总之，绝大部分斑秃患者是可以得到新发再生的。它不是一个局部病变，必须整体综合治疗，可以达到较好的治疗效果。

二十九、毛囊闭锁三联征

毛囊闭锁三联征，是指同一个患者身上存在聚合性痤疮、化脓性汗腺炎和头部脓肿性穿凿性毛囊炎三种独立的疾病，又称为反常性痤疮。发病机制可能是由毛囊闭锁、遗传因素、感染、激素水平变化及外因刺激等多种因素共同作用引起发病。在中医上属于"粉刺"范畴。

 案例

倪某，男，15岁。

初诊：2020年9月3日。

主诉：头面部、胸部丘疹结节囊肿3年。

现病史：患者3年前无明显诱因面部、颈项部出现多发疖肿、囊肿，后蔓延至双侧腋下、耳后、胸背部，曾予抗生素口服及莫匹罗星软膏外用等治疗，症状好转，但仍可反复。3周前，因经常食用火锅、炸鸡等辛辣油腻食物，上述症状加重，无高热、寒战。背部肿大的囊肿予以切开引流，皮损有所好转。大便干结，2～3日一行，小便调，寐纳可。

检查：面部、颈项部、背部、双腋窝见多发的炎性丘疹、酱红色或红色囊肿、结节及凹陷性或条索状瘢痕，部分破溃、溢脓，触痛明显，挤压有少量分泌物渗出，自觉压痛明显。舌红，苔黄腻，脉数。

中医诊断：粉刺。

西医诊断：毛囊闭锁三联征。

辨证：痰热瘀结。

治则治法：清热解毒，化痰软坚。

处方：

野菊花9g	虎杖15g	川芎9g	葛根9g
山楂9g	侧柏叶9g	黄芩9g	枇杷叶9g
地骨皮9g	土茯苓15g	赤芍9g	牡丹皮9g
大血藤9g	败酱草9g	白花蛇舌草9g	鹿衔草9g
重楼9g	夏枯草9g	水蛭9g	地鳖虫9g
丹参30g			

14剂。水煎，取汤汁400 mL，分早晚温服。

二诊：2020年9月17日。无新发皮疹，分泌物减少，疼痛好转。上方加威灵仙9g，28剂。

三诊：2020年10月17日。囊肿结节较前变平，无明显溢脓、触痛。上方去川芎、夏枯草，加山慈菇15g，28剂。

【按语】

毛囊闭锁三联征是由聚合性痤疮、化脓性汗腺炎和头部脓肿性穿掘性毛囊周围炎三个独立的疾病组成的常染色体显性遗传性疾病。中医属痤疮病痰热瘀结证。方用野菊花、虎杖、黄芩、枇杷叶、地骨皮清肺泄热，大血藤、败酱草、白花蛇舌草、鹿衔草、重楼清热解毒，水蛭、地鳖虫、丹参破血逐瘀。本患者经长期治疗效果良好。

三十、皮脂腺囊肿

皮脂腺囊肿,是因皮脂腺分泌的皮脂未能从毛囊口排出,在腺体内积聚,形成囊肿的一种皮肤病。易发于头面部、颈背部、臀部皮肤,米粒至鸡蛋大小,存在于皮下,囊肿较小时不易观察到,囊肿较大时,皮肤表面看到圆形隆起,触摸囊肿,与皮肤连接紧密,较硬,不易推动。囊肿中心有黑色小凹陷,挤压可溢出黄白色豆渣样分泌物,伴有臭味。囊肿伴感染会出现红肿流脓、疼痛,流出伴有恶臭味的分泌物。本病属于中医"粉瘤"范畴,多因饮食不节、脾失健运、湿浊化痰、痰气凝结而成。

 案例

殷某,男,69 岁。

初诊:2019 年 2 月 27 日。

主诉:双臂肿物 10 年。

现病史:患者 10 年前无明显诱因左侧臀部出现黄豆粒大小的肿块,无疼痛,无局部红肿,不影响正常生活,未予重视。10 年来患者左侧臀部包块进行性增大,无疼痛,无局部红肿,现患者诉行走坐立时均感肿胀不适,并有排便不畅感。二便调,胃纳可,夜寐安。

检查:视诊肛门外观无畸形,左侧臀部距肛门 2 cm 处可见一直径约 12 cm 的圆形肿物,质软,无压痛,边界清晰,包块有波动感。舌红苔薄黄微腻,脉数。

中医诊断:粉瘤。

西医诊断:皮脂腺囊肿。

辨证:痰湿化热,痰气凝结。

治则治法:清热解毒,化痰散结。

处方:

野菊花 9 g	虎杖 9 g	山楂 9 g	侧柏叶 9 g
茜草 9 g	赤芍 9 g	牡丹皮 9 g	黄芩 9 g
枇杷叶 9 g	地骨皮 9 g	红藤 15 g	败酱草 15 g
重楼 9 g	白花蛇舌草 9 g	鹿衔草 9 g	土茯苓 30 g
丹参 30 g	莪术 15 g		

14 剂。水煎,取汤汁 400 mL,分早晚温服。

外用:消炎灵加新广片 12 片混合后外用。

二诊：2020 年 3 月 13 日。经治疗好转,肿块缩小,上方去山楂、侧柏叶、枇杷叶、地骨皮,加三棱 15 g、山慈菇 15 g,14 剂,水煎,取汤汁 400 mL,分早晚温服。金黄散加新广片外敷。

三诊：2020 年 4 月 10 日。肿块质硬,较前缩小。

处方：

生地黄 9 g	赤芍 9 g	牡丹皮 9 g	红藤 15 g
败酱草 15 g	重楼 9 g	白花蛇舌草 15 g	鹿衔草 15 g
土茯苓 30 g	水蛭 9 g	地鳖虫 9 g	丹参 30 g
三棱 15 g	莪术 15 g	山慈菇 15 g	威灵仙 9 g
夏枯草 9 g			

14 剂。

四诊：2020 年 4 月 24 日。肿块加重,红肿疼痛。上方加重楼 9 g,14 剂。

五诊：2020 年 5 月 8 日。肿块质硬,上方去野菊花,加平地木 15 g,14 剂。

六诊：2020 年 5 月 22 日。左臀部肿块缩小,右臀部多发囊肿,融合成块,挤压后有脓血渗出。

处方：

鸡血藤 9 g	赤芍 9 g	牡丹皮 9 g	皂角刺 9 g
穿山甲 9 g	白花蛇舌草 9 g	鹿衔草 9 g	红藤 9 g
败酱草 9 g	三棱 9 g	莪术 9 g	夏枯草 9 g
威灵仙 9 g	平地木 9 g		

14 剂。

七诊：2020 年 6 月 5 日。经治疗明显好转,肿块缩小,分泌物减少,上方 28 剂。

八诊：2020 年 7 月 8 日。臀部肿块周围软化,分泌物渗出范围缩小。

处方：

党参 9 g	黄芪 15 g	白术 9 g	丹参 30 g
三棱 15 g	莪术 15 g	炙山甲 9 g	皂角刺 9 g
浙贝母 15 g	山慈菇 15 g	夏枯草 9 g	红藤 15 g
败酱草 15 g	蒲公英 15 g	紫花地丁 15 g	土茯苓 30 g
连翘 9 g	赤芍 9 g	牡丹皮 9 g	

21 剂。

九诊：2020 年 8 月 1 日。臀部肿块伴渗出,液稀薄,面色㿠白,有近期拔牙史,追问病史有糖尿病史,中药治以和营托毒。上方加鸡血藤 9 g、黄芪 30 g,去败酱草、穿山甲,21 剂。

十诊:2020 年 8 月 21 日。肿块明显变浅缩小,无渗出,肌化。上方去鸡血藤、皂荚刺、党参、白术,加积雪草 9 g、夏枯草 9 g,21 剂。

【按语】

皮脂腺囊肿是由于皮脂腺腺管阻塞致皮脂腺分泌淤积所形成的囊性肿物,多见于成人,好发于头面部、肩部及臀部。其直径一般为 1～3 cm,巨大皮脂腺囊肿其直径可达 5 cm 以上。中医称为"粉瘤",患者先天油性肤质,出汗后腠理津液滞聚不散而成瘤。加之饮食不节,脾失健运,湿浊化痰,痰气凝结而成。早期红肿明显,方中重用清热解毒之药,如野菊花、虎杖、茜草、赤芍、牡丹皮、黄芩、枇杷叶、地骨皮、红藤、败酱草、重楼、白花蛇舌草、鹿衔草、土茯苓,佐以丹参、莪术活血化瘀。当疾病中期红肿缓解,加水蛭、地鳖虫、丹参、三棱、莪术、山慈菇、威灵仙、夏枯草、皂角刺、穿山甲等破血逐瘀、软坚散结。疾病后期,臀部肿块周围软化,分泌物渗出液稀薄,加鸡血藤、黄芪、党参和营托毒。

三十一、蕈样肉芽肿

蕈样肉芽肿又称蕈样霉菌病,但本病与霉菌无关。是 T 辅助细胞亚群起源的一种原发于皮肤网状组织的淋巴瘤,一般发病缓慢,主要症状为多种形态的红斑和浸润性损害,伴有瘙痒、乏力、咳嗽、发热等,后期可累及淋巴结、骨髓及内脏,发展为全身淋巴瘤。可以分为斑片期、斑块期和肿瘤期。斑片期,皮损大量出现在躯干部位,以红斑、苔藓化和脱屑为主,部分患者出现瘙痒;斑块期,部分红斑会集中出现斑块,类似银屑病或湿疹,瘙痒感强烈;肿瘤期,表现为无痛肿块,出现破裂会有疼痛感,病变可散至全身。本病根据主证可以分属于中医"湿疮病"或"石疽"范畴。

 案例 1

张某,男,56 岁。

初诊:2019 年 2 月 13 日。

主诉:因躯干、四肢皮疹伴瘙痒 8 月余。

现病史:患者 8 个月前生产后躯干、四肢出现红斑,上覆少许糠屑,无明显瘙痒,外院就诊,考虑玫瑰糠疹、副银屑病? 因哺乳期,患者未经治疗。红斑持续未消,无淋巴结肿大,近期诉夜间盗汗,二便调,寐纳可。

检查:下肢点滴红斑,色素沉着。舌胖苔薄白,脉细。

中医诊断:湿疮病。

西医诊断:蕈样肉芽肿(斑片期)。

辨证:热毒炽盛,湿热蕴结肌肤。

治则治法:清热凉血解毒,健脾利湿。

处方:

生地黄 15 g	赤芍 15 g	牡丹皮 15 g	板蓝根 30 g
紫花地丁 15 g	土茯苓 30 g	龙葵 10 g	石见穿 15 g
白英 15 g	白花蛇舌草 15 g	鹿衔草 15 g	蛇莓 15 g
糯稻根 15 g	碧桃干 15 g	黄芪 15 g	茯苓 15 g
白术 15 g			

14 剂。

二诊:2019 年 2 月 27 日。盗汗好转,皮疹同前,周身淡红斑、色素。上方去糯稻根、碧桃干、黄芪、茯苓、白术,加半枝莲 15 g、石上柏 15 g。

三诊:2019 年 7 月 24 日。患者上方续服 3 月后,病情好转,周身色素沉着减轻。上方加玄参 9 g、麦冬 9 g、北沙参 15 g,14 剂。

案例 2

俞某,男,68 岁。

初诊:2018 年 12 月 26 日。

主诉:躯干红斑、斑块 10 年,额前肿物突起 2 个月。

现病史:患者 10 年前肩背部无明显诱因下开始出现红斑、瘙痒,当地诊断湿疹治疗,病情反复,逐渐弥漫躯干、四肢。近 2 年患者躯干出现散在暗红色浸润性斑块,伴瘙痒,外用激素药膏,口服抗组胺药治疗。近 2 个月来额前发现肿物,赴上海就诊,外院病理提示蕈样肉芽肿。今为求中医药治疗,来我科门诊就诊。二便调,寐纳可。

检查:躯干浸润性斑块,额前鸡蛋大小肿物。舌脉:舌红,苔薄腻,脉数。

中医诊断:石疽。

西医诊断:蕈样肉芽肿(肿瘤期)。

辨证:血气相搏,瘀结肌肤。

治则治法:清热解毒,软坚散结。

处方：

生地黄 15 g	赤芍 15 g	牡丹皮 15 g	板蓝根 30 g
紫花地丁 15 g	土茯苓 30 g	龙葵 10 g	石见穿 15 g
白英 15 g	白花蛇舌草 15 g	鹿衔草 15 g	蛇莓 15 g
夏枯草 15 g	威灵仙 15 g	山慈菇 15 g	

14 剂。水煎，取汤汁 400 mL，分早晚温服。

二诊：2019 年 1 月 10 日。肿物较前缩小。上方加平地木 15 g，14 剂。

【按语】

蕈样肉芽肿是原发性皮肤 T 细胞淋巴瘤的主要表现形式，具有区别于其他类型非霍奇金淋巴瘤的独特特征。蕈样肉芽肿分为斑片期、斑块期和肿瘤期 3 个时期，自然病程长达数十年，皮损表现多样，早期病理特征不典型，因此常导致误诊。

"石疽"一词最早见于《诸病源候论》之"石疽候"一章："由寒气客于经络，与血气相搏，血涩而成疽也。其寒毒偏多，则其结聚而皮厚，状如痤疖，坚如石，故谓之石疽也。"叙述了石疽之病因及症状，跟西医学中的"皮肤霍奇金淋巴瘤"相似，且其皮损表现由病变的淋巴结浸润或淋巴管转移而来等。

案例 1 患者为 33 岁年轻女性，病程较短，皮损主要表现为多发暗红斑及色素异常，红斑上覆少量鳞屑，为蕈样肉芽肿的斑片期。中医学可将其辨证为湿毒内蕴、痰瘀互结，患者产后盗汗，为兼有气阴不足之症。方中生地黄、赤芍、牡丹皮清热凉血，龙葵、石见穿、白英、白花蛇舌草、鹿衔草、蛇莓清热解毒、抗肿瘤，糯稻根、碧桃干、黄芪、茯苓、白术益气健脾，固本敛阴。复诊，盗汗缓解后，加用半枝莲、石上柏加重清热解毒之效。此方服用 3 个月后，患者症状明显好转，红斑消退，伴色素沉着。加玄参、麦冬、北沙参养阴润肤。

案例 2 患者为蕈样肉芽肿的肿瘤期，清热解毒兼以软坚散结，使肿物得以控制。

三十二、淋巴瘤样丘疹病

淋巴瘤样丘疹病是表皮或真皮内的异型淋巴细胞增生，所导致的一种低度恶性皮肤淋巴瘤。皮肤出现水肿性丘疹是本病最常见症状，常见于躯干或四肢近端，也可见于掌跖、头皮、外生殖器，典型皮损为红色或紫红色丘疹，小于 2 cm，大量成批出现，丘疹出现后随即发生坏死、破溃、结痂，3～12 周内可自行消退，遗留瘢痕，反复发作，难以根治。中医根据全身情况辨证论治。

案例

冯某,男,10岁。

初诊:2020年7月28日。

主诉:下肢丘疹反复2年。

现病史:患者2年前起无明显诱因下出现绿豆大红色丘疹,无明显自觉症状,未予重视。之后一年间皮损反复难愈,遂至外院就诊,病理提示:淋巴瘤样丘疹病。发病前无外伤史,自发病以来无发热恶寒、体重无显著改变,家族无类似疾病者。

检查:下肢绿豆大小散在丘疹。舌质淡,边有齿痕,苔薄白,脉细。

中医诊断:湿疮。

西医诊断:淋巴瘤样丘疹病。

辨证:脾肾亏虚证。

治则治法:健脾益肾。

处方:

黄芪9g	党参9g	太子参9g	熟地黄9g
山茱萸9g	女贞子9g	墨旱莲9g	黄精9g
桑椹9g	生地黄9g	赤芍9g	牡丹皮9g
夏枯草9g	威灵仙9g	龙葵9g	石见穿9g
白英9g			

14剂。水煎,取汤汁400 mL,分早晚温服。

二诊:2020年8月5日。经治疗好转,丘疹变平,胃纳欠佳。处方:上方去党参、夏枯草加平地木9g、丹参15g、焦神曲9g,14剂。

三诊:2020年8月19日。下肢皮损基本消退,色素沉着。

处方:

生地黄9g	赤芍9g	牡丹皮9g	熟地黄9g
山茱萸9g	女贞子9g	墨旱莲9g	黄精9g
桑椹9g	龙葵9g	石见穿9g	白英9g
丹参15g	莪术15g	焦神曲9g	

14剂。

【按语】

淋巴瘤样丘疹病是一种慢性、复发性、低度恶性皮肤淋巴瘤。患者小儿,先天不足,脾肾亏虚,治以健脾益肾兼以清热解毒抗肿瘤。方中黄芪、党参、太子参益气健脾,山茱萸、女贞子、墨旱莲、黄精、桑椹补益肝肾,夏枯草、威灵仙、龙葵、石见穿、白英清热解毒、软坚散结。

三十三、生殖器疱疹

生殖器疱疹是由单纯疱疹病毒感染引起的一种慢性复发性难治性的性传播疾病,以生殖器、肛周反复出现小水疱、糜烂、浅溃疡为基本特征。属于中医"热疮""阴部热疮"范畴。以湿热秽浊蕴阻肝经,下注二阴,熏蒸肌肤为主要病机,中医辨证论治,扶正祛邪。男性临床表现为:始发于会阴部与肛周,主要在冠状沟包皮、龟头、阴茎体出现丘疹或丘疱疹、红斑,进一步发展为散在或簇集的针尖小水疱,可破溃形成溃疡和糜烂,局部可有烧灼感或瘙痒、疼痛不适。有时伴乏力、发热、头痛、肌痛、全身不适等症状。

 案例

陈某,男,45 岁。

初诊:2020 年 5 月 14 日。

主诉:生殖器疱疹 3 年。

现病史:患者 3 年前因加班熬夜劳累后出现生殖器处丘疱疹、红斑,略有刺痛感,于当地医院就诊,考虑"生殖器疱疹",予抗病毒、增强免疫治疗好转。近 3 年来,每年反复 4～5 次。二便调,纳可,夜寐差。

检查:阴茎处见红斑、未见水疱。舌红,苔腻,脉滑。

中医诊断:热疮。

西医诊断:生殖器疱疹。

辨证:脾肾亏虚证。

治则治法:清热利湿,透邪解毒。

处方:

生地黄 9 g	赤芍 9 g	牡丹皮 9 g	板蓝根 30 g
紫花地丁 15 g	土茯苓 30 g	木贼 15 g	薏苡仁 12 g
马齿苋 15 g	川牛膝 9 g	党参 9 g	太子参 15 g
丹参 30 g	首乌藤 15 g	酸枣仁 9 g	茯神 15 g

14 剂,水煎,取汤汁 400 mL,分早晚温服。

二诊：2020年5月28日。病情稳定，无疱疹。二便调，寐纳可。舌红，苔薄白，脉滑。

处方：

党参9g	黄芪9g	太子参9g	板蓝根30g
紫花地丁15g	土茯苓30g	马齿苋9g	生薏苡仁9g
木贼9g	川牛膝9g	白术9g	茯苓9g
山药15g	丹参15g	熟地黄9g	山茱萸9g
枳壳9g	陈皮9g	甘草6g	

14剂。

三诊：2020年6月12日。病情稳定，未见明显皮损，无新发疱疹。上方去枳壳、陈皮，续服28日。

【按语】

该病易复发，频繁复发性生殖器疱疹患者每1～2个月复发。分为急性期和缓解期，该病例为中年男性，患病数年，处于缓解期，方用板蓝根、紫花地丁、土茯苓、木贼、薏苡仁、马齿苋清热解毒抗病毒，党参、太子参、白术、茯苓、山药益气健脾，增强免疫力，减少复发，标本同治。

三十四、其他皮肤及外科疾病医案

案例1

夷某，男，16岁。

初诊：2018年7月25日。

主诉：全身多处皮肤粗糙、色素沉着2年。

现病史：患者近2年来，颈部、肘窝、腋下、腹股沟处皮肤渐渐粗糙、色素沉着，有猪骚味。皮防所病理诊断为"黑棘皮病"。伴有胃纳欠佳，乏力倦怠，大便溏薄，每日2～3次。

检查：颈部、肘窝、腋下、腹股沟黑色斑片，粗糙肥厚。舌质淡胖，舌边尖有齿印，苔薄白，脉细缓。

中医诊断：黧黑斑。

西医诊断：黑棘皮病。

辨证：脾气不足，气血不能润泽肌肤。

治则治法：健脾益气，活血化瘀。

名中医顾乃芳学术传承集

处方：

白术 15 g	茯苓 15 g	山药 15 g	薏苡仁 15 g
白扁豆 15 g	丹参 30 g	三棱 15 g	莪术 15 g
威灵仙 15 g	夏枯草 9 g	平地木 15 g	山慈菇 15 g
白花蛇舌草 15 g	鹿衔草 15 g	蛇莓 15 g	

14剂。医嘱：其注意休息，调情志。水煎，取汤汁400 mL，分早晚温服。

二诊：2018年8月9日。经治疗好转，大便成形。舌质淡胖，舌边尖有齿印，苔薄白，脉细。上方去薏苡仁、白花蛇舌草、鹿衔草、蛇莓，加天冬15 g、麦冬15 g、玉竹15 g，21剂。

三诊：2018年8月29日。经治疗好转，皮肤较前光滑，色素变淡。舌质淡胖，舌边尖有齿印，苔薄白，脉细。上方加薏苡仁15 g，续服28剂。

【按语】

黑棘皮病又称黑角化病，患处皮肤粗糙肥厚，皮肤沟纹变深加宽，有色素沉着，损害多发生于身体皮肤较为柔软的部位，常见的是腋窝、颈部、乳房、腹股沟、脐窝、外生殖器及肛门周围。手掌及足底往往发生角化过度。

良性黑棘皮病属中医学文献中的"黧黑斑"。多因脾气不足，气血不能润泽肌肤所致；或因忧思抑郁，肝气郁结，气滞血瘀，肤失濡养而发；也可因肾阴亏损或肾阳不足，以致血虚不荣而成。

本例患者其一为本虚，先天禀赋不足，肾阴阳亏虚，肾之本色显露于外，阳虚不能温煦，阴亏不能滋养，从而导致肌肤失养，则成黧黑甲错之状；其二为标实，后天饮食失节，劳逸无度，中土受损，脾阳不振，水液运化失常，湿瘀日久，搏于皮肤，则形成肌肤黧黑斑块之状。治疗以健脾益肾、活血化瘀之法，补其脾宜其肾，皮疹颜色明显变淡，再予养阴润肤。

 案例2

贺某，男，75岁。

初诊：2018年11月18日。

主诉：面颈、胸背、四肢红斑3年。

现病史：患者3年前无明显诱因下面颊出现红斑，随即颈胸背部、四肢相继出现红斑，伴瘙痒，外院多次就诊，考虑"湿疹"，予抗组胺药口服、外用激素药膏等治疗，无明显好转，患者既往无鼻炎哮喘病史。今为求中医治疗来我科门诊。查血常规：嗜酸性粒细胞计数 1.43×10^9/L。患者诉曾多次嗜酸性粒细胞增多，

最高为 2.7×10^9/L。二便调,寐纳可。

检查:颈圈样红斑、四肢皮肤粗糙、苔藓样变。舌质红,苔薄腻,脉弦数。

中医诊断:热毒发斑。

西医诊断:嗜酸性粒细胞增多症。

辨证:禀赋不耐,热毒侵袭。

治则治法:清热解毒,凉血消斑。

处方:

生地黄 9 g	赤芍 9 g	牡丹皮 9 g	僵蚕 9 g
黄芩 9 g	徐长卿 9 g	土茯苓 15 g	金银花 9 g
蝉蜕 6 g	茜草 9 g	地榆 9 g	乌梅 6 g
五味子 3 g	白花蛇舌草 15 g	鹿衔草 15 g	蛇莓 15 g

14 剂。嘱其忌口牛羊肉、烟酒及辛辣刺激之品,注意休息。水煎,取汤汁 400 mL,分早晚温服。

二诊:2018 年 12 月 2 日。服药 14 剂,经治疗无新发皮疹,瘙痒较前好转,二便调,舌质红,苔薄腻,脉细数。上方去地榆茜草,加白芍 9 g、甘草 6 g,续服 2 周。

【按语】

当外周血液中嗜酸性粒细胞 $> 4.0 \times 10^9$/L,即为嗜酸性粒细胞增多。皮肤病、寄生虫感染、感染性疾病、变态反应性疾病、胃肠道疾病、免疫性疾病、肿瘤等均可导致嗜酸性粒细胞增多。只有当嗜酸性粒细胞 $> 1.5 \times 10^9$/L 持续半年以上,缺乏明确的引起嗜酸性粒细胞增多的病因,有器官受累的症状和体征,才可诊断为嗜酸性粒细胞增多综合征。故本病仍考虑为皮肤病引起的继发性嗜酸性粒细胞增多症,皮肌炎待排。嘱其定期随诊及复查血常规,以确定是否为特发性嗜酸性粒细胞增多综合征。

案例 3

殷某,男,64 岁。

初诊:2020 年 7 月 16 日。

主诉:发现左耳后肿块 1 个月。

现病史:患者 1 个月前无明显诱因下发现左耳后肿块,无明显疼痛,无渗出,无发热。至附近医院就诊,查 B 超提示:19 mm×15 mm,腮腺混合瘤?患者前列腺肿瘤术后史。二便调,寐纳可。

检查：左耳后肿块。舌红，苔薄，脉细。

中医诊断：发颐。

西医诊断：腮腺混合瘤。

辨证：气郁痰阻。

治则治法：理气活血，软坚散结。

处方：

柴胡 6 g	白芍 9 g	当归 9 g	青皮 9 g
陈皮 9 g	半夏 9 g	山慈菇 15 g	牡蛎 9 g
白花蛇舌草 15 g	茯苓 9 g	枳实 9 g	瓜蒌子 9 g
丹参 15 g	桃仁 9 g	三七 9 g	土茯苓 30 g
甘草 9 g	玫瑰花 9 g	八月札 9 g	乌梅 6 g

21 剂。水煎，取汤汁 400 mL，分早晚温服。

二诊：2020 年 8 月 13 日。肿物较前缩小。舌红，苔黄腻，脉数。上方去枳实、瓜蒌子、桃仁、玫瑰花、八月札，加苍术 9 g、黄连 3 g、厚朴 9 g、昆布 9 g、海藻 9 g、象贝母 15 g。

【按语】

腮腺混合瘤，也称腮腺多形性腺瘤，多发生在腮腺浅叶和腮腺后下极，为颌面部最常见的良性肿瘤，由腮腺组织、黏液和软骨样组织组成，本病例中老年男性，临床表现为耳前或耳垂下无痛性进行性增大肿块，生长缓慢，患者无意中发现，触诊肿块表面较光滑，质地中等，并具有活动度，肿瘤与周围边界清楚，并与周围组织无粘连。中药治以理气活血，软坚散结。方中柴胡、白芍、青皮、陈皮、半夏疏肝行气，山慈菇、牡蛎软坚散结，茯苓、枳实、瓜蒌、八月札健脾理气化痰，丹参、桃仁、三七破血化瘀。甘草调和诸药。

案例 4

方某，男，27 岁。

初诊：2020 年 9 月 30 日。

主诉：乳房异常增大 1 年。

现病史：患者近一年来双侧乳房胀痛、乳晕不结块、质中、边界清、触痛伴有心烦易怒等症状。伴有双上肢毛周角化。舌苔白、脉弦。二便调，寐纳可。

检查：乳晕呈中心隆起、皮色如常、触及有约 7 cm×5 cm 包块质中、边界清、活动时触痛。舌苔白、脉弦。

中医诊断：乳疬。

西医诊断：男性乳房发育。

辨证：肝郁气滞，脾肾阳虚。

治则治法：疏肝解郁，温补肾阳，软坚散结。

处方：

柴胡9g	白芍9g	香附9g	延胡索9g
川楝子9g	王不留行9g	鹿角片9g	仙茅9
淫羊藿9g	菟丝子9g	肉苁蓉9g	橘络9g
橘核9g	天冬9g	麦冬9g	玉竹9g
石斛9g	芦根9g		

14剂。水煎，取汤汁400 mL，分早晚温服。

二诊：2020年10月15日。胀痛缓解。上方加夏枯草9g，14剂。

【按语】

男子乳肿属中医"乳疬"范畴，一般好发于青春发育期及中年男性，《疡医大全》曰："男子乳房然如妇人之状，扪之疼痛欲死，经年累月不效。"方中柴胡、白芍、香附疏肝理气，延胡索、川楝子、王不留行、橘络、橘核理气散结止痛，同时配合鹿角片、仙茅、淫羊藿、菟丝子、肉苁蓉温补肾阳、温经通络、行气活血。

案例5

张某，女，32岁。

初诊：2019年3月6日。

主诉：发现双乳小叶增生2年，加重2个月。

现病史：2年前患者无诱因下出现经前、经行乳房胀痛，至当地查B超示：小叶增生。未予治疗。近2个月来双乳偶有胀痛，与行经无关。平素易怒，寐可，小便调，大便每1次，质黏。月经正常。既往体健。

检查：双侧乳房外上象限可扪及条索状。舌脉：舌红苔白稍腻，脉细弦。

中医诊断：乳癖。

西医诊断：乳腺小叶增生症。

辨证：冲任不调，肝郁气滞。

治则治法：疏肝解郁，化痰软坚。

处方：

柴胡9g	白芍9g	甘草9g	当归9g

熟地黄 9 g	川芎 9 g	延胡索 9 g	川楝子 9 g
王不留行 9 g	鹿角片 9 g	玫瑰花 9 g	郁金 9 g
梅花 9 g	丹参 30 g	莪术 9 g	昆布 9 g
海浮石 9 g	陈皮 9 g	象贝母 9 g	

14 剂。每日 1 剂,水煎,分 2 次饭后半小时温服,嘱患者调摄情志。

二诊:2020 年 3 月 20 日。双乳未觉特殊不适。上方续服 28 剂。

【按语】

《圣济总录》中提到:"妇人以冲任为本,若失于调理,冲任不和,阳明经过或为风邪所客,则气壅不散,结聚乳间,或硬或肿,疼痛有核。"该患者为年轻女性,冲任失调,长期肝气郁结、肝郁化火,从而导致乳癖。方中柴胡、白芍、甘草、延胡索、川楝子、王不留行、玫瑰花、郁金、梅花疏肝理气止痛,当归、熟地黄、川芎调和冲任,丹参、莪术、昆布、海浮石、陈皮、象贝母化痰化瘀散结,鹿角片引药上行。

(唐　烨　刘闰红)

第五章

匠心传承篇

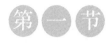

传承脉络

海派中医顾氏外科始于 1862 年,由顾云岩创始,奠基于顾筱岩,发展于顾伯华,通过七代人的努力,流派辐射全国。百年顾氏外科,在中医学的历史长河中持续传承。

顾筱岩长子顾伯棠生于 1912 年,1931 年毕业于上海中医专门学校。顾伯棠跟随父亲先后在上海、台湾、香港行医。1956 年 6 月,顾筱岩、顾伯棠父子听从周恩来总理"爱国不分先后,回国不论早晚"召唤,告别香港而回归内地。顾伯棠应上海铁路中心医院之聘,就任医院中医外科主任,以其医道高明、医技精湛,而受到卫生部门的邀请,多次赴京参与会诊,1980 年因病而卒,由长子顾乃鋆继承父业。

顾伯华(1916—1993)为顾筱岩次子。他继承顾氏外科精髓,1960 年主编我国第一部中医学院校外科统编教材《中医外科学讲义》、1965 年主编《中医外科临床手册》、1982 年主编《实用中医外科学》等著作,毫无保留地将顾氏外科流派学术奉献出来,使传统中医外科形成系统的、科学的医学体系。

2010 年,上海市中医文献馆编《顾伯华传》出版。2012 年《中华中医昆仑——顾伯华卷》出版,顾伯华被遴选为我国近百年来对中医药事业做出突出贡献的 150 位杰出代表。2010 年,召开了"振兴中医外科世博论坛暨顾伯华教授学术思想研讨会";2011 年 11 月 7 日,上海市卫生局上海市中医药发展办公室联合发文,确定"顾氏外科"作为第一批海派中医流派传承研究基地试点项目;2013 年,国家中医药管理局公布"顾氏外科疗法"为第一批全国中医药学术流派传承工作室建设单位;2016 年"南顾北赵"论坛在北京召开;2016 年 8 月开展了纪念顾伯华先生百年诞辰庆典暨海派中医流派顾氏外科学术思想研讨会。

2011 年"顾氏外科疗法"列入第三批上海市非物质文化遗产名录,陆德铭、唐汉钧、顾乃强、马绍尧、朱培庭、顾乃芬、顾乃芳、陆金根入选第三批上海市非物质文化遗产项目代表性传承人。"顾氏外科疗法"于 2014 年 11 月 11 日由国务院发布,列入《第四批国家级非物质文化遗产代表性项目名录》。陆德铭教授入选第五批国家级非物质文化遗产代表性项目代表性传承人。

顾乃强主任医师系顾伯华长子,1963年毕业于上海中医学院。历任全国中医外科学会副主任委员,全国中医外科学会乳腺病专业委员会主任委员,上海市中医药学会常务理事,外科学会主任委员,上海市卫生局系统高评委中医学科委员,上海天山中医医院中医外科主任。享受国务院政府特殊津贴,1995年被评为"上海市名中医",1998年被聘为上海中医药大学兼职硕士生导师。《实用中医乳房病学》于1993年获上海市卫生局中医药科技进步奖三等奖。先后主编出版《顾筱岩学术经验集》和《实用中医乳房病学》,获上海中医研究院和上海市医药卫生科技进步奖三等奖,1996年"顾氏乳腺增生病专科"被列为上海市医学领先专业特色专科。1999年赴美,任黄帝中医大学中医教授。

顾乃芳医师系顾氏外科第四代传人。她秉承家学,继承家业,1961年进入上海中医学院深造。勤学深研中西医专业知识,基础扎实。1967年以优异成绩毕业,先后在农村基层、县级、省级医院工作,曾任安徽中医学院外科教研室副主任,安徽中医学院附属中医院皮肤科主任,上海中医药大学附属上海市中医医院中医皮肤科主任。1985年应邀,前往北京中南海为中央首长诊治,取得显著效果。2001年6月赴美国旧金山参加第二届世界牛皮癣大会,向大会提交《天然草药治疗银屑病临床分析》论文。

上海市文化广播影视局于2012年6月,命名顾乃芳医师为上海市非物质文化遗产项目"顾氏外科疗法"代表性传承人。顾乃芳医师是顾氏中医皮肤科学的传承人和开拓者,丰富和发展了顾氏皮肤科临床实践。她积累50年临床经验,融通中西,勇于创新,擅长中医外科学,尤精于中医皮肤科,对银屑病、异位性皮炎、痤疮、扁平疣、荨麻疹、疱疹性皮肤病等的治疗有独到疗效。

2017年11月上海市卫生和计划生育委员会开展"上海市海派中医流派传承人才培养项目",顾乃芳医师列为指导导师,唐烨和刘闰红医师入选为顾氏外科顾乃芳学术继承人。2020年卞青医师入选上海市中医医院第二届中医传承人才项目,拜师于顾乃芳老师门下。2022年10月,上海市名老中医顾乃芳工作室正式成立,王冬梅、周蕾医师加入工作室继承人培养计划。2023年4月黄凤洞医师入选上海市中医医院第三届中医传承人才项目。学生们向顾老师呈"拜师帖"、叩行古朴而庄重的拜师礼,以鲜花和传统的仪式表达对导师的尊重。

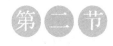

跟师心得

仰望医德，勤学医术

中华文化源远流长，中医药是一个伟大的宝库，中医外科是宝库中的一个聚宝盆，顾氏外科是一颗灿烂的明珠。

顾氏外科是我国著名的中医外科世家，自 1862 年，迄今已逾百年。素有"南顾北赵"之称。顾氏外科由顾云岩创立，第二代传人顾筱岩被称为"疗疮大王"，第三代顾伯华是顾氏外科最杰出的继承者和发展者，也是现代中医外科学的奠基人。传至顾乃芳老师是第四代。顾师专事中医皮肤科，家传的学术渊源和学院派的中医教育使其在临床上如虎添翼，以中医药治疗皮肤科各类疾病均可以运筹帷幄、手到擒来，尤其在痤疮、银屑病、慢性湿疹、丹毒、带状疱疹后遗症、嗜酸性粒细胞增多性皮炎等皮肤科疾病的中医治疗方面，取得良好的疗效。坊间口耳相传，患者不远万里来求医者比比皆是，尽可满意而归。

我与顾师结缘于 2015 年末，开始在上海泰坤堂东馆门诊抄方学习，2017 年底上海市中医药发展办公室发起海派中医流派传承人才培养项目，我和上海市中医医院唐烨医师有幸被遴选为顾乃芳老师的学术传承人，呈上拜师帖，忝列门墙。自此开始正式学习顾氏外科皮肤病治疗经验，收集顾师案例，以备成书，让更多同仁能看到顾氏外科皮肤病治疗的理论和方法，惠及更多患者。

在跟师过程中，顾师言传身教，毫无保留，如何接诊患者，望闻问切，处方叮嘱，内服外用，所有患者平等待之，无分贵贱，尽力为患者节省，每一处方从不超过 18 味药，同事来诊不收诊金，还经常赠药与患者，甚至有人多次免费索取顾老师的自制药，顾师也从无多念，"人家需要，而且信任，就拿去用吧"。顾师话无多冗，言凿行践，内心清净，大医精诚，所有心行均扎根学生心中，与之相处越久越敬爱。临床运用顾师所教，多有效验，深感幸运，得遇良师。

这三年里，顾师指导我们再版了《中华中医昆仑·顾伯华卷》，整理并出版了《顾筱岩方笺存真》，深入学习顾氏外科的医脉传承理论和方药。《顾筱岩方笺存真》一书的编排也是按照顾师的指导，把临床案例分章节整理，如实记录患者诊次、医生的处置方案,分析辨证思路和用药原则。顾师临床患者极多,年近耄耋,门诊限号每半日也要看 50 人左右。只缘时间匆忙,不能尽录顾师之医案,又揣学识浅薄,不能透析顾师之思路,唯仰望顾师之医德,勤学医术,愿得真传。

学习之余,学生们跟顾师留下宝贵的合照,随从顾师一起去拜谒瞻仰上海中医药大学附属龙华医院内的顾伯华先生铜像,共同感念先生给后人留下了宝贵的中医文化财富,也激励自己要将珍贵的中医文化传承下去,发扬光大。

中医的传承不只是学院教育,更需要师徒口传心授,临证实践。在此感恩国家发展中医的政策方针,感恩上海市中医药发展办公室实施的师承项目,更感恩我们的老师顾乃芳!

(刘闰红)

师承传身教　皮病有大方

2022 年 10 月有幸遇到顾老师,跟诊顾老师学习中医皮肤科,顾老师亲切和蔼地给我讲解了顾氏外科的由来,之前读书的时候也知道顾氏外科,但对于顾氏外科的由来、继承与发展,心中却并没有一个系统的认识。

顾老师是顾氏外科第四代传承人,顾筱岩之孙,顾伯华之女,她慈祥善良,温婉和蔼,对我这个后生一点架子也没有,她医德高尚,医术精湛,仁心仁爱,有口皆碑,50 余年的皮肤科临床经验治愈了无数的皮肤病顽疾,古为今用,推陈出新,独树一帜。

入师门的第一日,顾老师就和我们讲顾氏外科治疗皮肤病一直秉承的思想是"从整体出发,治病必求于本"。顾氏外科的一个显著特点就是学习中医外科一定要打好中医内科基础,要加强对《黄帝内经》《难经》《伤寒论》《金匮要略》四大经典的学习,在临床上始终贯彻"外治之症实根于内、治病必求于本、以内治外、辨证施治""讲究理法方药、注重医德"是顾氏皮肤科的特色。在此基础上顾老师还让我们学习《实用中医外科学》《中医外科临床手册》《顾筱岩学术经验集》《中医外科学讲义》《顾伯华——一部关于中医外科成长和发展壮大的历史》等相关中医外科书籍。

在跟随顾老师抄方学习的几个月中我受益匪浅,学习到了很多皮肤科的专业知识。随着人们的饮食结构、工作压力、作息规律及社会环境的改变,痤疮的患者越来越多,尤其在青少年和中年人中比比皆是。顾老师告诉我们痤疮虽然发生在皮肤肌表,但其发生、发展、转归均与体内脏腑气血功能失调密切相关。

中医认为痤疮的发病机制常为肺经血热、胃肠湿热、脾虚痰凝以及阴虚火旺等型。治疗上要从整体观念出发,痤疮皮损处多为脏腑功能失调、气血失和的外在表现,所以治疗时要注重局部皮损的形态、色泽的辨证,依据丘疹的大小、深浅、新久加减,以内服为主,外治辅助,标本兼治。消痤清热阶段以清热凉血解毒,抑制脓疱、消丘疹为主。顾老师根据痤疮的病因病机拟定基本方:野菊花、虎杖、赤芍、牡丹皮、七叶一枝花、白花蛇舌草、鹿衔草、川芎、葛根等,再根据患者的辨证分型适当加减。方中野菊花清肺经风热,虎杖清热泻火,二药配对共奏清热泄肺之功;赤芍、牡丹皮相须为用,泄肺凉血、活血化瘀之力倍增;七叶一枝花、白花蛇舌草、鹿衔草具有清气血热毒、散结消痤之效;川芎、葛根载药上行头面。诸药配合,共奏清热解毒、活血化瘀之功,风热清、邪毒解、血热祛、瘀结散,则痤消。

治疗早期以消痤为主,根据患者的具体情况,如面部色泽,丘疹的部位、大小,舌质、舌苔,脉象,大小便及全身的情况综合分析,在基本方上灵活加减药味,肺热重可加桑白皮、黄芩、枇杷叶、地骨皮等;胃火旺盛加生石膏、知母等;皮脂溢出多者加生山楂、生侧柏叶等;皮疹红色赤、血瘀化热加紫草、茜草、仙鹤草、地榆等;皮疹红肿,感染严重者可加红藤、败酱草、蒲公英、紫花地丁等;瘙痒加重者加百部、板蓝根;夜寐不安者用夜交藤、酸枣仁、茯神等。阴虚火旺者可加知柏地黄丸起到滋阴降火的作用,对于炎症消退,皮疹暗红结节、囊肿为主,伴有瘢痕和色素沉着者,宜在清肺泄热的基本方中配伍三棱、莪术、水蛭、土鳖虫等活血化瘀、散结消瘀中药。

除了内服中药以外,还常配合外治的方法,常用消炎灵洗剂 100 mL 加颗粒黄连 3 g 加解毒四药(蒲公英粉 3 g、紫花地丁粉 3 g、白花蛇色草粉 3 g、败酱草粉 3 g)每晚涂于患处,过夜,次日清洗。对于严重的痤疮患者顾老师建议他们每周做一次中药倒模,中药石膏倒模在凝固中产生热效应,可加速皮肤血液循环,进而促进外用药物的渗透吸收,畅通毛孔,在短期内达到消炎、修复皮肤及改善色素沉着的作用,对缩短疗程、提高治愈率和有效率有很大的作用。

除了内调外治以外,顾老师也要求患者在日常生活中忌辛辣、羊肉、牛肉、火锅、烧烤、油炸食品;同时要保证睡眠充足,要求晚 10:30 之前睡觉,睡前不化妆,不美容,不做面膜。

除了对于痤疮的治疗有其特色的治疗方法外,顾老师对于其他的皮肤疾病如银屑病、急慢性湿疹、荨麻疹、日光性皮炎、带状疱疹、丹毒、玫瑰糠疹等皮肤病的治疗也是有独到之处。

银屑病是一种常见的反复发作的急慢性炎症性红斑鳞屑性皮肤病,在全世界范围内的发病率约为 3%,但具有难治愈、易反复的特点。很多患者从青少年时期发病,它在面容的损坏及瘙痒方面会带来心理上的压力,也影响生活质量。顾老师认为银屑病是一种全身系统性疾病,除了嗜辣、燥热之物,还与外感风寒、风热及风湿等外邪有关,内与血热内蕴、血虚风燥、气血瘀滞有关。外感风寒、风热之邪侵袭肌肤,以至营卫失和气血不畅,阻于肌肤而生;或因湿热蕴积,外不能宣泄,内不能利导,阻于肌表而发。内因患者素体内热,外加饮食不洁,过度劳累,邪毒侵犯肺;热入营血,瘀热内结;病久伤阴,血虚风燥。因此该病发病过程中血热、血虚、血瘀可相互交结,瘀热或轻或重,或瘀热并重,或瘀热过盛而致血虚。顾老师认为银屑病的病因病机主要为血热、血瘀、血燥,但"血分有热"为根本贯穿疾病的始终,为此顾老师还开发了"顾氏消银方"。针对银屑病血热期予以清热解毒、凉血活血为主,顾老师常用药物有生地黄、赤芍、牡丹皮、板蓝根、紫花地丁、土茯苓、龙葵、石见穿、蜀羊泉、半枝莲、石上柏、白花蛇舌草、蛇莓及鹿衔草等。

顾老师在消银方的基础上,加用丹参、莪术、三棱等活血逐瘀药,鳞屑肥厚加夏枯草、威灵仙、山慈菇等软坚散结。做到清"热"散"瘀",使斑块变薄、皮损消退。

银屑病日久,营血亏虚,化燥生风,可见皮损颜色变淡,干燥皲裂,少有新发皮疹,此时为银屑病静止期,多为血燥证,治宜养血润燥,顾老师常用养阴清热药为主,如天冬、麦冬、玉竹、石斛、芦根等,清热而不伤阴,攻邪而不伤本。对于银屑病,顾老师很少用激素和外涂的药物,同时嘱托患者忌食海鲜、河鲜、香菇、蘑菇、辛辣、羊肉、牛肉、火锅、烧烤、龙虾、螃蟹等;不抽烟、不饮酒、不吃菠萝、榴莲、芒果等热性水果;保证充足的睡眠,不熬夜;控制感冒,控制情绪,保持好心情。

湿疹是一种由多种内外因素引起的过敏反应的急性、亚急性或慢性疾病。湿疹是由于禀赋不耐,风湿热浸淫肌肤而成,或因脾失健运或营血不足,湿热逗留,以致血虚风燥,肌肤失养所致。治疗上采用辨证论治的方法,常能取得较好的疗效。但也有一些治疗难点,如湿疹难治,而尤以慢性湿疹为最,慢性湿疹的治疗难点是皮肤肥厚和剧烈瘙痒;湿疹易反复发作,顾老师根据湿疹的病因病机常以利湿解毒祛风为主,并开发了"顾氏利湿方"。常用的药物有生地黄、赤芍、牡丹皮、僵蚕、黄芩、徐长卿、土茯苓、金银花、蝉蜕、乌梅、五味子等,临床取得了显著疗效。

顾老师告诉我们"有诸内必形于外",皮肤病大多是内在脏腑阴阳气血失和所致,顾老师治疗皮肤病也始终坚持这一原则。顾老师临床诊治疾病,十分重视胃气,自始至终顾护脾胃之气。她临床组方开药时非常注意胃气的调护,时时顾护胃气,权衡患者脾胃之气的盛衰,用药以不损伤脾胃为原则。皮肤病多为慢性病,用药时间长,保护胃气不受伤害十分重要。治疗皮肤疾病的药物药性多偏寒,用药太寒则伤中阳,攻之太过又伤胃气,胃气受伤则不利于药物的吸收,进而影响治疗效果,使病情缠绵难愈,所以治疗时应该防患于未然,处方用药时常加入沉香曲、神曲、陈皮、甘草等消食和胃、理气调中、调和诸药的作用。如果患者表现有纳少、腹胀等,药中可加入木香、枳壳等行气宽中之品。

与此同时,顾老师根据其传家秘方配制了一系列的皮肤科自制外用药,在临床上也取得了显著疗效,如消炎灵洗剂、百部肤康洗剂、青黛散、黄柏霜、樟脑霜、金黄膏等,为中医皮肤科的发展做出了杰出的贡献。

顾老师平时门诊对一些小孩和老年人都会特别照顾,那些远道而来的患者老师都会给他们加号,一位 80 多岁的老人对待工作兢兢业业,一丝不苟,对待患者细致耐心,如春风化雨般温和让人舒适。所以顾老师不仅医术上是我们学习的榜样,其医风医德更是我们学习的榜样。

（周　蕾）

主要参考文献

[1] 顾乃芳."除疣方"治疗扁平疣 15 例规临床小结[J].安徽中医学院学报,1985
    (2):63.

[2] 顾乃芳.湿疹证治经验[J].安徽中医学院学报,1985(3):41.

[3] 顾乃芳,蔡希.红斑丘疹型化妆品皮炎与毛囊虫的关系[J].解放军医学杂志,1993
    (3):217-218.

[4] 顾乃芳.痤疮霜倒模治疗粉刺[J].上海医药,1995(7):22.

[5] 蔡希.中药倒模治疗痤疮 144 例[J].陕西中医,1996(11):492.

[6] 顾乃芳."消斑方"治疗黄褐斑 30 例[C].中国中医药学会中医美容分会成立大会论
    文集.成都,1997:94-95.

[7] 蔡希.疯药膏加热烘治疗鹅掌风 65 例[J].辽宁中医杂志,1997(5):1.

[8] 蔡希,顾乃芳,傅佩骏,等."清热解毒包"治疗痤疮疗效观察[J].上海中医药杂志,
    1999(9):38.

[9] 蔡希.健脾补益法治疗慢性荨麻疹[J].江西中医药,2005(12):26.

[10] 蔡希.激素依赖性皮炎辨治体会[J].新中医,2006(8):81-82.

[11] 傅燕华.健脾养血法治疗慢性荨麻疹临床研究[J].辽宁中医杂志,2011,38(5):
    910-913.

[12] 蔡希,傅燕华,刘静,等.复方荆参溶液治疗手足癣的临床研究[J].辽宁中医杂志,
    2012,39(6):1069-1070.

[13] 傅燕华,蔡希.健脾养血方对慢性荨麻疹患者血清总 IgE 及 EOS 计数的影响[J].
    陕西中医,2012,33(5):540-543.

[14] 卞青,蔡希,唐烨.中药熏蒸法治疗寻常型银屑病 60 例[J].长春中医药大学学报,
    2014,30(3):509-511.

[15] 吴怡峰,刘杰.枇杷清肺饮加减联合消炎灵洗剂治疗痤疮疗效观察[J].上海中医药
    杂志,2014,48(6):72-74.

[16] 傅燕华.龙胆泻肝汤加减联合三黄止痒搽剂治疗带状疱疹(肝经郁热证)的临床观
    察[J].中国中医急症,2014,23(12):2346-2347.

[17] 吴怡峰,潘陈彬,傅佩骏.疯油膏结合热烘疗法治疗手部角化性湿疹的临床观察[J].上海中医药大学学报,2015,29(5):49-52.

[18] 傅燕华,蔡希,吴怡峰,等.三黄止痒搽剂治疗轻度痤疮的有效性和安全性评价[J].西部中医药,2018,31(7):89-91.

[19] 傅燕华.三黄止痒搽剂联合耳背静脉放血治疗轻度痤疮疗效观察[J].山东中医杂志,2018,37(5):371-374.

[20] 唐烨,刘闰红,蔡希.顾乃芳教授治疗银屑病经验[J].西部中医药,2021,34(5):53-56.

[21] 刘闰红.顾乃芳皮肤门诊常用祛湿药对[J].中国保健营养,2021,31(16):7.

跋

道济天下,有德乃芳

顾乃芳医师出生在顾氏中医外科世家的鼎盛时期,当时青霉素等抗菌药尚未问世,痈、疽、疔、疖皆可危及生命,全赖中医外科解救生灵,其祖父顾筱岩的名气在沪上妇孺皆知,求诊者应接不暇。

顾乃芳自幼受儒医家风熏陶,耳濡目染,坚定"终生业医,治病救人"的信念,1961年进入上海中医学院,奠定中西医系统理论基础,以门门学科全优成绩毕业,分配至安徽阜南县朱寨区医院。该卫生院地处淮北穷乡僻壤,极其贫困落后,百姓甚至没有见到过"上海人"为何模样。当地医疗条件极差,顾医生全身心为农民诊治,由于疗效显著,很快以一传十地传播开,乃至县和地区卫生局局长特意下乡看望和鼓励,及至调离时,淳朴乡民扶老携幼送行,依依难舍恸哭成声。

在无为县凤河卫生院工作时,正值提倡"一根针,一把草",每逢假日,我们去田间野外,手持《草药图谱》逐一辨认草药,不久即能识得村头路边各种野草皆良药也,用之为农民治病,无须花费且疗效甚佳,很快轰动县城,县卫生局特下令,将顾乃芳调往县医院。

安徽中医学院恢复建院时,顾乃芳被抽调至附属医院中医皮肤科。在安徽中医学院任教中医皮肤科学的同时,在附属医院从事临床工作,患者莫不称誉疗效显著。

上海市中医医院建院时,商调来沪,创立"中医皮肤科"。她白手起家,历时十载,先后将祖传秘方亲自配制成丸、散、膏、丹十余种,贡献给医院,药剂科配置成自制剂施之于患者。目前上海市中医医院的中医皮肤科正在不断地发展壮大中。

顾乃芳医师专注于中医皮肤科50余年,积累了丰富的临床经验,尤其在用中草药医治牛皮癣、慢性湿疹、青春痘等皮肤科顽症方面,通过艰苦摸索,取得重大进展,不少外地患者甚至外国患者特意前来就医。一些经受数十年病魔缠身、饱受病痛折磨的患者,药到病除,神奇般的疗效在患者中流传开来。

顾乃芳精湛之医术,得益于其深厚的中医基础,深得辨证施治之精髓。吾尝问岳父顾伯华教授:"乃芳医术如何?"岳父曰:"辨证方向不会错。"顾医生诊治时,强调寻求病因:必穷究诱发疾病之外因,治病必治本;其用药异常谨慎安全,一旦用药稍猛,即心怀惕念,直至复诊时,见到患者有疗效始放下心来;其用医遣药如用兵遣将,讲究理法方药,在古法方剂基础上,结合西医学,君臣佐使增减裁化,故药到病除也。

顾医生之医德有口皆碑,对待病家无论贫富,不分地位,一视同仁,极富仁爱心,为解除病痛而苦心孤诣,她说:"当医生要讲医德,一不为名,二不为利,只求治好病人。"故而对每位患者都悉心诊治,其医德之高尚,在病家中流传广矣!

当今,世界医学已开始关注天然药物对皮肤病的治疗作用,退休后我陪伴顾医生门诊多年,目睹了顾医生对这些皮肤病的治疗效果,见证了中医学的科学性和有效性。我坚信:中医对皮肤科疑难杂证的疗效终会令西方医学界信服;中医皮肤科这一"国之瑰宝",终有一日会傲立于世界医林,为人类医学进步作出积极贡献。

顾乃芳爱人 张熹

2023 年 12 月